À propos des NCCN Guidelines for Patients®

NCCN National Comprehensive Cancer Network®

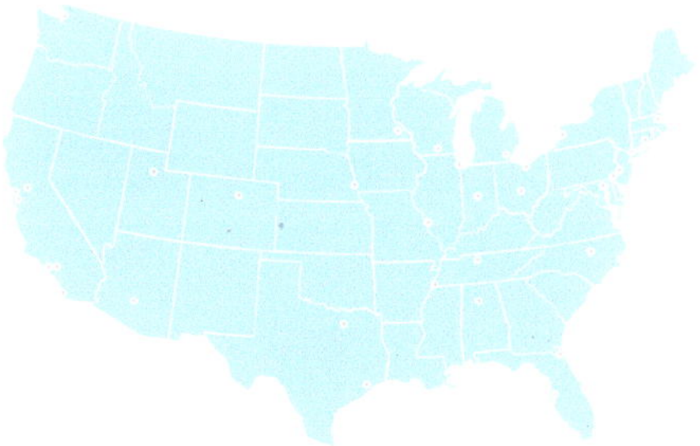

Saviez-vous que les meilleurs centres de lutte contre le cancer des États-Unis travaillent ensemble pour améliorer la prise en charge du cancer ? Cette alliance de centres de lutte contre le cancer de premier plan est appelée National Comprehensive Cancer Network® (NCCN®).

Les soins de cancérologie sont en constante évolution. Le NCCN élabore des recommandations en matière de prise en charge du cancer fondées sur des données probantes et utilisées par les professionnels de santé du monde entier. Ces recommandations fréquemment mises à jour constituent les NCCN Clinical Practice Guidelines in Oncology (NCCN Guidelines®). Les NCCN Guidelines for Patients expliquent clairement ces recommandations de spécialistes pour les personnes atteintes d'un cancer et les aidants.

Ces NCCN Guidelines for Patients sont basées sur les NCCN Clinical Practice Guidelines in Oncology (NCCN Guidelines®) consacrées aux syndromes myéloprolifératifs, version 1.2024 — 21 décembre 2023.

Consulter gratuitement en ligne les NCCN Guidelines for Patients
NCCN.org/patientguidelines

Trouver un centre de lutte contre le cancer du NCCN près de chez vous
NCCN.org/cancercenters

Retrouvez-nous sur les réseaux

Soutiens

Les NCCN Guidelines for Patients sont financées par la NCCN Foundation®

La NCCN Foundation tient à exprimer sa reconnaissance aux entreprises suivantes, qui ont contribué à la mise à disposition de ces NCCN Guidelines for Patients : AbbVie, GSK, Incyte Corporation et Sobi.

Le NCCN adapte, met à jour et héberge de manière indépendante les NCCN Guidelines for Patients. Les entreprises qui nous soutiennent ne participent pas à l'élaboration des NCCN Guidelines for Patients et ne sont pas responsables du contenu ni des recommandations émises.

Contribution supplémentaire fournie par

La MPN Research Foundation a pour objectif de financer et de faire progresser de nouvelles recherches en vue de trouver de meilleurs traitements, et à terme un remède, face à la thrombocytémie essentielle (TE), la polyglobulie de Vaquez (PV) et la myélofibrose (MF), cancers du sang qui sont regroupés sous le terme « syndromes myéloprolifératifs » (SMP). Fondée en 1999, la MPNRF a été la toute première organisation dans le domaine des SMP et elle est la seule à se concentrer sur la progression de la recherche.

Pour faire un don ou en savoir plus, visitez le site en ligne ou envoyez un e-mail à l'adresse suivante :

NCCNFoundation.org/donate

PatientGuidelines@NCCN.org

Table des matières

La NCCN Foundation vise à soutenir les millions de patients touchés par un diagnostic de cancer ainsi que leurs proches, en finançant et en distribuant les NCCN Guidelines for Patients. La NCCN Foundation s'engage également à faire progresser le traitement contre le cancer en finançant les médecins prometteurs américains, qui sont au centre de l'innovation dans la recherche contre le cancer. Pour plus de détails et pour le catalogue complet des ressources destinées aux patients et aux aidants, rendez-vous sur NCCN.org/patients.

National Comprehensive Cancer Network (NCCN) / NCCN Foundation
3025 Chemical Road, Suite 100
Plymouth Meeting, PA 19462, États-Unis

1
SMP : ce qu’il faut savoir

Les syndromes myéloprolifératifs sont un type de cancer du sang. Abrégés SMP, ces cancers se développent lentement, de sorte que l'espérance de vie des patients est souvent longue. L'impact des SMP sur la qualité de vie varie considérablement d'un individu à l'autre. Chez certains, les SMP provoquent des symptômes importants.

Que sont les SMP ?

Les syndromes myéloprolifératifs (SMP), ou néoplasmes myéloprolifératifs, sont un groupe de cancers du sang rares au nom compliqué. Que signifie exactement ce terme ?

- Le préfixe « **myélo-** » fait référence à la moelle osseuse. Presque tous les os ont en leur centre une substance molle, appelée moelle, où se forment la plupart des cellules sanguines.
- « **Prolifératif** » fait référence à la croissance rapide des cellules.
- Un **néoplasme** est formé par une croissance anormale des cellules.

Le terme « syndromes myéloprolifératifs » désigne donc des cancers des cellules sanguines contenues dans la moelle osseuse. Il existe de nombreux types de cellules sanguines, et donc de nombreux types de cancers du sang. Dans la section suivante, nous verrons comment les cellules sanguines sont fabriquées pour mieux comprendre ce que sont les SMP.

Les SMP se distinguent des pathologies suivantes...

Syndromes myélodysplasiques (SMD)
Comme les SMP, les SMD sont des cancers des cellules souches sanguines de la lignée myéloïde. En revanche, les SMD entraînent un nombre bas de cellules sanguines.

Syndromes myélodysplasiques / syndromes myéloprolifératifs (SMD/SMP)
Le SMD/SMP est un groupe de cancers distincts du SMP et du SMD. Les cellules sanguines matures présentent des anomalies et le nombre de cellules sanguines est élevé.

Mastocytose systémique
La mastocytose systémique est une accumulation d'un type de globules blancs, appelés mastocytes, dans l'organisme, à l'exclusion de la peau. Un sous-type appelé mastocytose systémique associée à un néoplasme hématologique (MS-NHA) peut être concomitant à un SMP.

Leucémie aiguë myéloblastique (LAM)
La LAM est un cancer des cellules myéloïdes. Elle provoque la multiplication de myéloblastes anormaux, qui ne peuvent pas devenir des cellules sanguines matures. Dans de rares cas, un SMP peut se transformer en LAM.

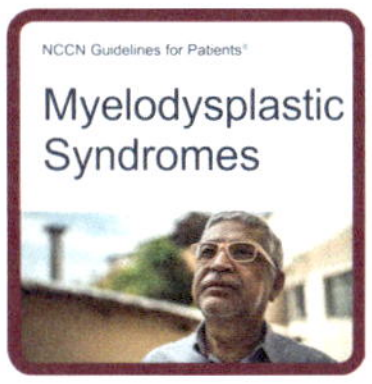

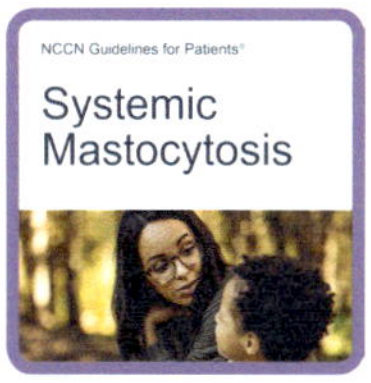

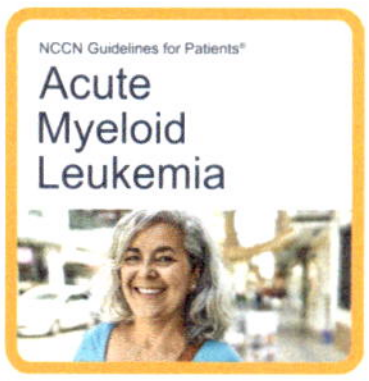

La bibliothèque complète des NCCN Guidelines for Patients est disponible sur NCCN.org/patientguidelines

Les SMP touchent les cellules sanguines très jeunes

Les cellules sanguines ne vivent pas longtemps et doivent donc être remplacées fréquemment. Les SMP résultent de changements dans une série de cellules. Pour simplifier, le processus peut être résumé en trois étapes :

1. Les cellules souches hématopoïétiques se transforment en tous les types de cellules sanguines, y compris les globules rouges, les globules blancs et les plaquettes. Elles font des copies exactes d'elles-mêmes et produisent des cellules différentes qui se rapprochent peu à peu des cellules sanguines. Ces cellules différentes sont appelées cellules progénitrices.

2. Les cellules progénitrices appartiennent à l'une des deux familles de cellules sanguines : la lignée myéloïde ou la lignée lymphoïde. Les cellules progénitrices se transforment en cellules blastiques, ou blastes. Ces blastes sont des cellules sanguines jeunes (ou immatures).

Cellules sanguines

Les cellules souches sanguines sont les cellules à partir desquelles toutes les cellules sanguines sont formées. Elles subissent une série de modifications pour devenir des cellules sanguines matures. Les trois principaux types de cellules sanguines sont les globules rouges (érythrocytes), les globules blancs (granulocytes, monocytes et lymphocytes) et les plaquettes (thrombocytes).

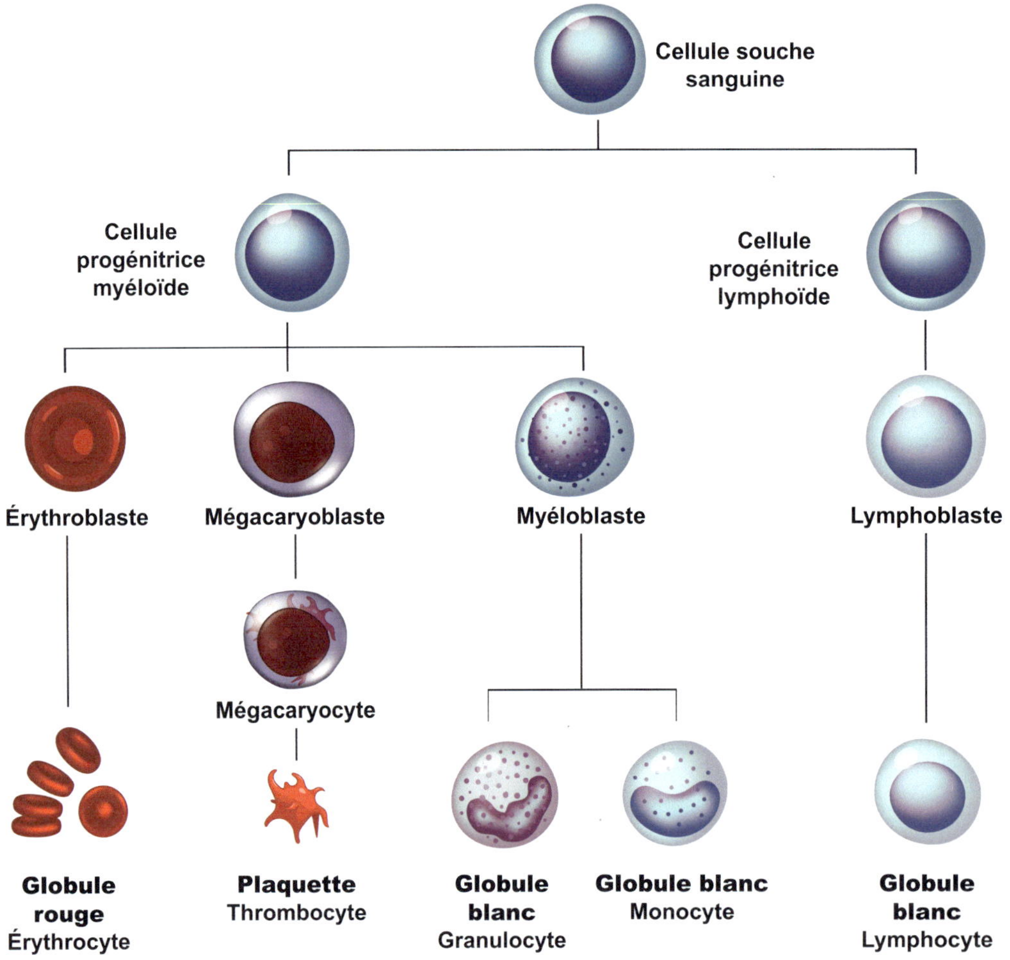

3. Chaque type de blaste est destiné à devenir un type de cellule sanguine mature en particulier. Les cellules sanguines matures sont des cellules entièrement développées qui remplissent des fonctions spécifiques. Les principaux types de cellules sanguines sont les globules rouges, les globules blancs et les plaquettes.

Les SMP touchent les cellules au cours de la première étape de la formation des cellules sanguines. Ce sont des cancers des cellules souches du sang, mais qui touchent uniquement la lignée myéloïde. Les blastes de la lignée myéloïde, ou myéloblastes, se transforment en cellules sanguines, mais celles-ci sont trop nombreuses. Le type de cellule sanguine mature qui devient trop présent dépend du type de SMP.

"Les SMP sont classés parmi les cancers du sang, mais c'est un cancer avec un très petit c ! On peut facilement se sentir effrayé et obnubilé par le diagnostic (c'était mon cas), alors que les SMP sont, pour la plupart, très faciles à traiter. Trouvez un médecin spécialiste des SMP et consultez les forums Internet de patients atteints d'un SMP. Cela fait toute la différence. "

Quels sont les SMP classiques ?

Il existe plusieurs types de SMP, mais cet ouvrage traite des plus courants (ou classiques) :

- la **polyglobulie de Vaquez (PV)**, qui provoque un excès de globules rouges ;
- la **thrombocytémie essentielle (TE)**, qui provoque un excès de plaquettes ;
- la **myélofibrose primitive**, qui provoque un excès de mégacaryocytes, ce qui déclenche une accumulation de tissu cicatriciel (fibrose) dans la moelle osseuse.

Vous trouverez de plus amples informations sur les types classiques de SMP au *chapitre 2 - Dépistage du SMP.*

La leucémie myéloïde chronique (LMC) est un SMP caractérisé par un excès de granulocytes, qui sont un type de globules blancs. Certains la qualifient de SMP classique, mais elle est souvent considérée comme une maladie à part. D'ailleurs, son traitement cible un marqueur de cancer que les autres SMP classiques ne possèdent pas.

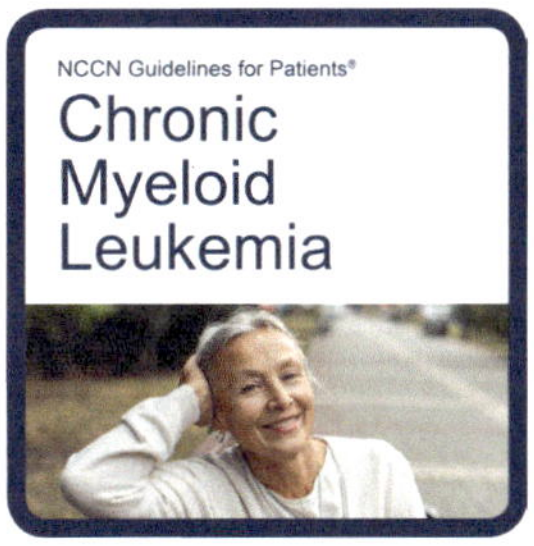

De plus amples informations sur la LMC sont disponibles sur NCCN.org/patientguidelines et sur l'application NCCN Patient Guides for Cancer.

Quel est le meilleur traitement ?

Il n'existe pas de traitement universel face au SMP. Le meilleur traitement est celui qui vous convient le mieux. Votre plan de traitement doit suivre les bonnes pratiques, c'est-à-dire les soins oncologiques fondés sur la science et le consensus des experts. Les chapitres suivants présentent les bonnes pratiques en matière de dépistage et de traitement du SMP.

Un traitement n'est pas systématiquement nécessaire

Les SMP sont des cancers chroniques. Les cancers chroniques peuvent rester stables pendant plusieurs années et progressent généralement lentement. Ce type de cancer ne nécessite pas nécessairement un traitement immédiat, voire pas de traitement du tout. Cependant, ce sont généralement des cancers incurables.

Avec un traitement adapté, les personnes atteintes d'un SMP vivent souvent de nombreuses années. De nombreuses personnes ont une espérance de vie proche de la normale. Mais pour certaines, le cancer s'aggrave plus rapidement. L'évolution du cancer dépend du type de SMP, des caractéristiques du cancer, de l'âge et de l'état de santé général.

Soulager les symptômes

Les SMP provoquent un large éventail de symptômes : fatigue, maux de tête et douleurs abdominales, pour n'en citer que quelques-uns. Ces dernières années, des questionnaires fiables ont été mis au point pour évaluer les symptômes. Pour en savoir plus, consultez le *chapitre 3 - Symptômes et questionnaires.*

Les symptômes du SMP sont plus ou moins pesants d'une personne à l'autre. Pour de nombreuses personnes, cependant, leur poids est considérable et nuit à la qualité de vie. Les symptômes peuvent limiter les activités quotidiennes et les journées de travail. Les stratégies visant à soulager les symptômes sont abordées au *chapitre 6 - Soins de soutien.*

Prévenir les complications

Votre équipe soignante sera attentive aux trois principales complications des SMP :

- les saignements anormaux ;
- les caillots sanguins ;
- la progression de la maladie.

Bien que plus fréquents en cas de PV et de TE, les saignements anormaux (hémorragies) et les caillots sanguins (thrombus) peuvent également survenir en cas de myélofibrose. Les saignements anormaux sont souvent mineurs, mais peuvent être graves. Les caillots sanguins peuvent obstruer les vaisseaux sanguins. Ils peuvent être mortels, bien que cela soit rare.

Les SMP peuvent progresser vers des maladies plus graves, mais ce n'est généralement pas le cas. La TE et la PV peuvent se transformer en myélofibrose. Bien que cela soit rare, les SMP peuvent progresser vers une leucémie aiguë myéloblastique (LAM). Lorsque les SMP progressent vers une LAM, on parle souvent de SMP en phase blastique (SMP-PB).

La prévention des complications est abordée au *chapitre 4 - Coagulation en cas de PV et de TE* et au *chapitre 5 - Myélofibrose.*

Soyez votre propre défenseur

Vous êtes un membre à part entière de l'équipe soignante. Discutez des recommandations présentées dans cet ouvrage avec votre équipe. Ensemble, vous pourrez établir le programme de soins qui vous conviendra le mieux.

Le chapitre 7 contient une liste de questions à poser à votre équipe. Vous aurez plus de chances d'obtenir les soins que vous souhaitez en posant des questions et en participant aux prises de décisions de votre équipe.

Points clés

- Les syndromes myéloprolifératifs, abrégés SMP, sont un type de cancer du sang. Les SMP entraînent un nombre élevé de cellules sanguines.
- Les trois SMP classiques sont la polyglobulie de Vaquez (PV), la thrombocytémie essentielle (TE) et la myélofibrose primitive (MFP).
- Les SMP sont des cancers chroniques, ce qui signifie qu'ils progressent lentement.
- Grâce au traitement, la plupart des patients vivent longtemps, même si beaucoup subissent des symptômes intenses. Chez d'autres, le cancer peut s'aggraver rapidement ou entraîner une complication mortelle.

“

Vous devez être votre propre défenseur, d'autant plus qu'il s'agit d'un cancer rare et que la grande majorité des experts médicaux ne connaissent pas les SMP. Si je n'avais pas examiné mes propres analyses sanguines, insisté pour obtenir des rendez-vous avec des hématologues et demandé « pourquoi », ma maladie n'aurait peut-être pas été diagnostiquée et je l'aurais peut-être découverte trop tard. ”

2
Dépistage du SMP

Plusieurs examens et analyses sont nécessaires si votre médecin soupçonne un syndrome myéloprolifératif (SMP). Ces examens et analyses sont décrits dans ce chapitre.

Examens et analyses

Les examens et analyses à effectuer pour le dépistage ne varient pas beaucoup d'un type de syndrome myéloprolifératif (SMP) à l'autre. Chaque type (polyglobulie de Vaquez (PV), thrombocytémie essentielle (TE) et myélofibrose primitive (MFP)) nécessite des analyses de sang. Les analyses de la moelle osseuse sont également très fréquentes. **Reportez-vous au Guide 1** pour une liste des examens et analyses utilisés pour diagnostiquer et planifier le traitement des SMP.

Demandez des copies de vos résultats d'examens et d'analyses et prenez des notes lorsque votre médecin vous explique ces résultats. Ne laissez pas votre nervosité vous empêcher de poser des questions. Les SMP peuvent être difficiles à comprendre.

Il peut être utile de vous faire accompagner lors de vos rendez-vous. Conservez vos comptes rendus d'examens et autres documents à portée de main et classez-les dans un dossier (par exemple un classeur) pour pouvoir les consulter à nouveau en cas de besoin.

Guide 1
Examens et analyses pratiqués pour détecter les syndromes myéloprolifératifs

Antécédents médicaux et examen physique	• Antécédents médicaux, y compris les transfusions et les médicaments • Examen physique • Gravité des symptômes
Analyses de sang	• Hémogramme et différentiel • Frottis sanguin • Bilan métabolique complet, bilan hépatique, lactate déshydrogénase (LDH), acide urique • Érythropoïétine (EPO) et fer • Antigène leucocytaire humain (HLA) et tests de coagulation parfois nécessaires
Analyses de la moelle osseuse	• Biopsie et ponction de la moelle osseuse • Étude de la moelle osseuse à l'aide de colorations et d'un microscope
Analyse des biomarqueurs	• Hybridation in situ en fluorescence (FISH) ou RT-PCR multiplex pour détecter *BCR-ABL1* • Tests moléculaires ou séquençage de nouvelle génération (NGS) multigénique pour détecter les mutations de *JAK2*, *CALR* et *MPL* • Cytogénétique sur la base du caryotype, avec ou sans FISH

Antécédents médicaux

Votre médecin examinera votre santé en détail. C'est ce que l'on appelle le recueil des antécédents médicaux (anamnèse). Votre médecin vous interrogera en détail sur votre santé passée et présente. Vous devrez probablement fournir des informations sur les éléments suivants :

- vos maladies et affections ;
- les médicaments sur ordonnance et en automédication, les compléments alimentaires, les interventions chirurgicales et les transfusions sanguines ;
- votre hygiène de vie, notamment votre alimentation, votre niveau d'activité physique, votre éventuel tabagisme et votre consommation d'alcool ;
- les symptômes et complications du SMP, tels que les maux de tête, les douleurs osseuses, les douleurs abdominales, les démangeaisons ou picotements, la fatigue extrême.

Les SMP sont rarement héréditaires. Il est très rare de naître avec un gène anormal à l'origine d'un SMP. La plupart des personnes acquièrent après la naissance des modifications génétiques susceptibles d'entraîner un SMP.

En revanche, certains autres types de cancers et de problèmes de santé sont héréditaires. Vous devrez donc aborder les problèmes de santé de vos proches parents : vos frères et sœurs, vos parents et vos grands-parents.

Examen physique

Votre médecin procédera également à un examen approfondi de votre corps. Il pourra notamment :

- vérifier vos constantes vitales - tension artérielle, fréquence cardiaque, fréquence respiratoire et température corporelle, et évaluer de votre apparence générale ;
- palper et écouter vos organes, y compris la rate et le foie ;
- évaluer votre niveau de douleur au toucher, le cas échéant.

> **“**
>
> **Une grande partie du diagnostic et du traitement repose sur des analyses de sang et peut être établie sans examen physique. Demandez un deuxième ou un troisième avis. J'ai sollicité un formidable spécialiste du SMP, mais si au lieu de cela, j'avais écouté mon premier oncologue, je n'en serais pas au même point aujourd'hui : en bonne santé, avec de bons résultats, et suivant mon parcours de traitement du SMP et mon équipe médicale en toute confiance. ”**

Analyses de sang

Les analyses de sang permettent de quantifier les cellules sanguines, les protéines et les substances chimiques présentes dans la circulation sanguine. Elles sont couramment utilisées pour dépister les maladies et planifier le traitement des cancers du sang.

Certaines analyses de sang sont effectuées à l'aide d'une machine, tandis que d'autres nécessitent l'intervention d'un biologiste médical. Le biologiste médical est un médecin spécialisé dans l'examen des fluides, tandis que l'anatomopathologiste examine les tissus et les cellules.

Dans le cas du SMP, votre équipe soignante pourra comprendre un biologiste médical spécialisé en hématologie. Ce dernier est un spécialiste du diagnostic des cancers du sang et des cellules immunitaires.

Hémogramme et différentiel

L'hémogramme et différentiel est une analyse sanguine très courante. Les résultats de l'examen comprennent :

- le nombre de globules blancs, de globules rouges et de plaquettes ;
- le taux de globules rouges dans le sang (l'hématocrite) ;
- la quantité d'une protéine appelée hémoglobine dans les globules rouges ;
- la numération des types de globules blancs les plus courants dans le sang, c'est-à-dire les basophiles, les neutrophiles, les éosinophiles, les monocytes et les lymphocytes.

Frottis sanguin

Un biologiste médical examinera votre sang au microscope. C'est ce que l'on appelle un frottis sanguin. Le microscope permet de voir la taille et la forme des cellules sanguines. Les caractéristiques anormales des cellules sanguines peuvent orienter les médecins vers des maladies en particulier.

Un frottis sanguin peut également révéler la présence dans le sang de cellules sanguines immatures appelées blastes. En temps normal, les blastes se trouvent uniquement dans la moelle osseuse, mais il arrive que la myélofibrose les fasse sortir.

Bilan métabolique et hépatique

Un bilan métabolique complet mesure jusqu'à 14 types de substances chimiques provenant de vos organes. Il est utilisé pour le dépistage de nombreuses maladies. Il peut également montrer si le SMP atteint vos organes, tels que les os et le foie.

De même, le bilan hépatique (ou tests de la fonction hépatique) est utilisé pour évaluer si le SMP touche votre foie. Ce bilan mesure un liquide de couleur jaune appelé bile ainsi que les protéines et les enzymes du foie.

Lactate déshydrogénase et acide urique

La plupart des cellules contiennent une protéine appelée lactate déshydrogénase (LDH) et une substance chimique appelée acide urique. Des taux élevés de LDH et d'acide urique peuvent être des signes de myélofibrose. En effet, au cours de certaines phases, la myélofibrose entraîne la mort de nombreuses cellules sanguines. Les cellules sanguines mourantes libèrent de la LDH et de l'acide urique.

Érythropoïétine et fer

L'érythropoïétine (EPO) est une hormone produite par les reins. Elle contribue à la fabrication des globules rouges. Quant au fer, il est nécessaire à la fabrication de l'hémoglobine dans les globules rouges. Les analyses de l'EPO et du fer dans le sang aident à diagnostiquer la PV, car dans le cas de la PV, un nombre élevé de globules rouges entraîne une diminution des taux d'EPO. De même, les taux de fer peuvent être faibles malgré des taux d'hémoglobine élevés.

Autres analyses de sang

D'autres analyses de sang sont parfois nécessaires. Ainsi, avant une greffe allogénique (ou allogreffe) de cellules hématopoïétiques (GCSH), les patients doivent subir un dépistage de l'antigène leucocytaire humain (HLA). Pour en savoir plus sur la GCSH allogénique, consultez le *chapitre 5 - Myélofibrose*.

Un test de coagulation peut être effectué pour évaluer la coagulation du sang. Chez certaines personnes, il permet de diagnostiquer un syndrome de Willebrand acquis (SWA) ou d'autres troubles de la coagulation sanguine.

Analyses de la moelle osseuse

La moelle osseuse est la substance molle qui se trouve au cœur de la plupart des os. Elle est semblable à une éponge qui contient du liquide et des cellules.

Une biopsie de la moelle osseuse permet de prélever un échantillon de moelle. Une ponction de moelle osseuse permet de prélever du liquide et des cellules. Ces deux actes sont souvent effectués en même temps, à l'arrière de l'os de la hanche. Un analgésique ou un sédatif léger peut vous être injecté pour vous détendre.

Un anatomopathologiste examinera votre moelle osseuse au microscope. C'est ce que l'on appelle l'histologie de la moelle osseuse. L'histologie permet de détecter un nombre anormal de cellules dans la moelle osseuse. Elle peut également révéler la présence de tissus cicatriciels (fibrose) dans la moelle osseuse.

Le prélèvement de moelle osseuse

Des échantillons de votre moelle osseuse peuvent être prélevés et analysés à des fins de diagnostic ou de planification du traitement. Une ponction de la moelle osseuse permet de prélever une petite quantité de moelle osseuse liquide. Une biopsie de la moelle osseuse permet de prélever un petit fragment d'os et de moelle. Ces deux actes sont souvent effectués à l'arrière de la hanche, l'une après l'autre.

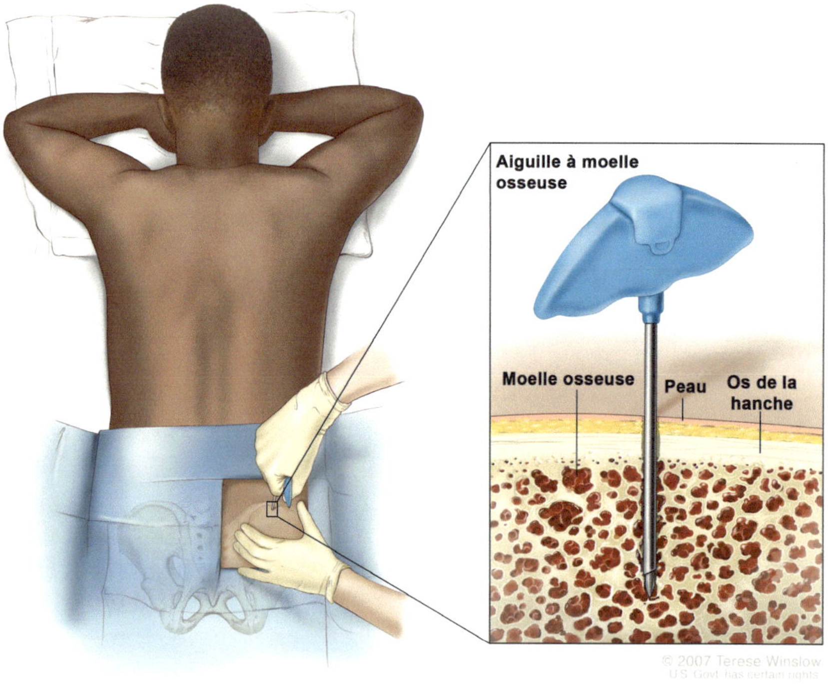

Analyse des biomarqueurs

L'analyse des biomarqueurs recherche des signes biologiques, ou marqueurs, du cancer. Les tests moléculaires sont un type d'analyse des biomarqueurs qui recherche des gènes anormaux appelés mutations. Ils sont parfois appelés « tests génétiques ». Les analyses cytogénétiques détectent la présence de chromosomes anormaux.

Analyse des biomarqueurs pour détecter la mutation responsable de la LMC

La leucémie myéloïde chronique (LMC) se caractérise par la présence d'un gène de fusion *BCR-ABL1*. L'hybridation in situ en fluorescence (FISH) et la RT-PCR multiplex sont des tests moléculaires qui détectent le gène *BCR-ABL1* dans un échantillon de sang ou de moelle osseuse. Si *BCR-ABL1* est absent, la LMC est exclue.

Analyse des biomarqueurs pour détecter les mutations responsables du SMP

Quand la LMC est exclue, des tests moléculaires sont pratiqués pour rechercher des marqueurs des SMP classiques.

Tests de diagnostic

L'un des marqueurs est la mutation *JAK2* V617F. Quand ce marqueur n'est pas détecté, les marqueurs suivants sont recherchés :

- mutations de l'exon 12 du gène *JAK2* si l'on soupçonne une PV ;
- mutations de *CALR* et *MPL* si l'on soupçonne une TE ou une MFP.

Une technologie plus récente appelée séquençage de nouvelle génération (NGS) permet de rechercher plusieurs marqueurs génétiques en même temps. Cet examen peut être utilisé à la place de tests moléculaires individuels.

Tests de pronostic

Si les tests confirment la présence d'un SMP, il est recommandé d'effectuer un NGS pour évaluer le pronostic, si cela n'a pas déjà été fait. Le pronostic permet de prédire comment le cancer devrait se comporter et répondre au traitement.

Analyses des biomarqueurs pour détecter les chromosomes anormaux

La cytogénétique est utile pour le diagnostic et la planification du traitement. Les résultats peuvent aider à identifier le sous-type de SMP, à classer la myélofibrose et à évaluer le pronostic du cancer.

La cytogénétique fait appel à une représentation photographique des chromosomes. Un test FISH peut également être réalisé. Ces tests sont pratiqués sur une ponction de moelle osseuse ou un échantillon de sang.

> **“**
>
> **Je suis heureux d'avoir trouvé le bon hématologue après deux tentatives. Votre médecin doit aussi faire de la recherche dans le domaine des SMP et pratiquer les bons tests génétiques pour détecter les mutations. ”**

Comment diagnostiquer les SMP ?

L'International Consensus Classification (ICC) et l'Organisation mondiale de la Santé (OMS) ont créé des normes de diagnostic pour les SMP. Ces normes comprennent des critères majeurs et des critères mineurs connexes. Un biologiste ou un anatomopathologiste utilisera les analyses et tests décrits dans ce chapitre pour décider si les critères d'un SMP sont réunis.

Myélofibrose primitive

La myélofibrose est dite primitive (MFP) quand c'est le tout premier SMP de votre vie. La myélofibrose primitive se divise en deux stades en fonction de l'importance du tissu cicatriciel (fibrose) dans la moelle osseuse :

- MFP préfibrotique (pré-MFP ou MFP précoce) ;
- MFP fibrotique.

Le premier critère de la myélofibrose est un nombre élevé de mégacaryocytes anormaux dans la moelle osseuse. En cas de pré-MFP, la moelle osseuse présente des tissus cicatriciels mineurs ou aucun tissu cicatriciel, alors qu'en cas de MFP fibrotique, la présence de tissus cicatriciels est importante. Dans la pré-MFP, le nombre de cellules de la moelle osseuse est supérieur à la normale, malgré une production de globules rouges parfois faible.

La myélofibrose ne peut être diagnostiquée qu'après avoir exclu d'autres cancers du sang. D'après le deuxième critère, les autres types de SMP, les syndromes myélodysplasiques (SMD) et les autres néoplasmes myéloïdes doivent obligatoirement être exclus.

Enfin, le troisième critère est la présence d'une mutation de *JAK2, CALR,* ou *MPL*. La mutation de *JAK2* est la plus fréquente, devant la mutation de *CALR*. Environ 1 personne sur 10 atteinte de MFP ne présente aucune de ces trois mutations. Dans ces cas, le SMP est dit « triple négatif ».

Pour qu'il y ait une MFP, les analyses de sang doivent détecter le critère mineur (un autre signe de myélofibrose). Ce signe peut être un faible taux de globules rouges ou d'hémoglobine (anémie), un taux élevé de globules blancs ou de LDH, ou une hypertrophie de la rate. La présence de blastes dans un frottis sanguin est un autre signe de MFP fibrotique.

Polyglobulie de Vaquez

Le premier critère majeur de la PV est une valeur élevée d'hémoglobine, d'hématocrite ou de masse érythrocytaire (globules rouges). Votre médecin demandera peut-être une nouvelle analyse de sang pour vérifier que ce taux reste élevé sur la durée.

- L'hémoglobine est une protéine contenue dans les globules rouges. Le taux d'hémoglobine est élevé lorsqu'il est supérieur à 16,5 g/dl pour les personnes nées hommes ou à 16,0 g/dl pour les personnes nées femmes.
- L'hématocrite désigne le pourcentage de globules rouges dans le sang. L'hématocrite est élevé lorsqu'il est supérieur à 49 % chez les personnes nées hommes et à 48 % chez les personnes nées femmes.
- La masse érythrocytaire est le volume de globules rouges dans le sang. Ce test relève de la médecine nucléaire et n'est pas souvent utilisé pour diagnostiquer les SMP. La masse érythrocytaire est élevée lorsqu'elle dépasse la valeur normale de 25 %.

Le deuxième critère de la PV est un nombre élevé de cellules sanguines myéloïdes par rapport aux adipocytes dans la moelle osseuse. C'est ce que l'on appelle l'hypercellularité. Les cellules sanguines myéloïdes comprennent les globules rouges, les plaquettes et les granulocytes. Pour plus d'informations sur les cellules sanguines, consultez le *chapitre 1 - SMP : ce qu'il faut savoir.*

Le troisième critère de la PV est une mutation de *JAK2*, mais elle n'est pas obligatoire pour le diagnostic. Presque toutes les personnes atteintes de PV présentent une mutation *JAK2* V617F. Les quelques personnes qui ne présentent pas cette mutation ont le plus souvent une mutation de l'exon 12 de *JAK2*.

Si aucune mutation de *JAK2* n'est détectée, la PV est diagnostiquée quand les deux premiers critères majeurs sont réunis et quand le taux d'EPO est bas (critère mineur).

Thrombocytémie essentielle

Le premier critère majeur de la TE est un nombre élevé de plaquettes. Une numération plaquettaire élevée est supérieure ou égale à 450×10^9/l.

Le deuxième critère est un nombre élevé de mégacaryocytes anormaux dans la moelle osseuse. En cas de TE, les mégacaryocytes sont plus grands que la normale. Leur noyau (cerveau de la cellule) comporte plus de divisions (lobes) que la normale.

La TE ne peut être diagnostiquée qu'après avoir écarté d'autres cancers du sang. En effet, le troisième critère exige que les autres types de SMP, les SMD et les autres néoplasmes myéloïdes soient exclus.

Le quatrième critère est la présence d'une mutation de *JAK2, CALR*, ou *MPL*, mais elle n'est pas obligatoire pour le diagnostic. La mutation de *JAK2* est la plus fréquente, devant la mutation de *CALR*. Environ 1 personne sur 10 atteinte de TE ne présente aucune de ces trois mutations. Dans ces cas, le SMP est dit « triple négatif ».

Lorsque le quatrième critère n'est pas rempli, la TE peut être diagnostiquée sur la base des critères mineurs. Ces critères comprennent la présence d'un autre marqueur génétique ou l'absence de cause sous-jacente au nombre élevé de plaquettes. Parmi les autres causes d'une numération plaquettaire élevée, on peut citer une carence en fer, une inflammation chronique et les effets de certains médicaments.

Connaître son SMP

- ✓ Quel est le sous-type ?
- ✓ Quelles sont les mutations, le cas échéant ?
- ✓ Quel traitement suivez-vous ?

Quand vous consultez un médecin, pensez à bien lui parler de votre SMP et de votre traitement. Sinon, vous pourriez recevoir des soins dangereux pour votre santé.

“ Un ami infirmier m'a conseillé de demander un deuxième avis après mon diagnostic de TE. Il m'a accompagné et, à la fin, il a demandé : « Quel est le pronostic ? » Le médecin a répondu : « J'ai cru comprendre que vous faisiez du vélo et que vous entreteniez votre forme physique. Si vous suivez les conseils de votre hématologue, vous vivrez très probablement encore 20 ans, à moins d'être renversé par un bus. C'était il y a 12 ans, et je pédale toujours. J'ai presque 79 ans. ”

Difficultés du diagnostic

Il peut être difficile de poser un diagnostic de SMP. Voici quelques-unes des difficultés que pose le diagnostic :

- les signes et symptômes des SMP peuvent avoir d'autres causes. Ces dernières doivent d'abord être écartées ;
- les résultats des examens et analyses peuvent être similaires dans le cas des SMP classiques. Par exemple, la MFP précoce peut évoquer une TE en raison de la faible présence de tissus cicatriciels dans la moelle osseuse ;
- des saignements récents peuvent altérer les résultats des analyses et masquer le bon diagnostic ;
- les signes et symptômes et les résultats d'examens diffèrent entre les stades précoce, intermédiaire et avancé du SMP. Les médecins doivent être capables de reconnaître le SMP en fonction de sa progression.

Quand c'est possible, le biologiste ou l'anatomopathologiste identifie le sous-type de SMP. Néanmoins, bien que cela soit rare, il arrive que le sous-type de SMP ne soit pas évident. On parle alors de SMP sans autre précision.

Pourquoi suis-je si fatigué(e) ?

Les symptômes du SMP peuvent également être causés par d'autres maladies, ce qui peut rendre le diagnostic de SMP difficile. Prenons l'exemple de la fatigue. La fatigue est le symptôme le plus courant des SMP. La fatigue est également causée par certains médicaments, de nombreuses maladies, les troubles psychologiques et une mauvaise condition physique.

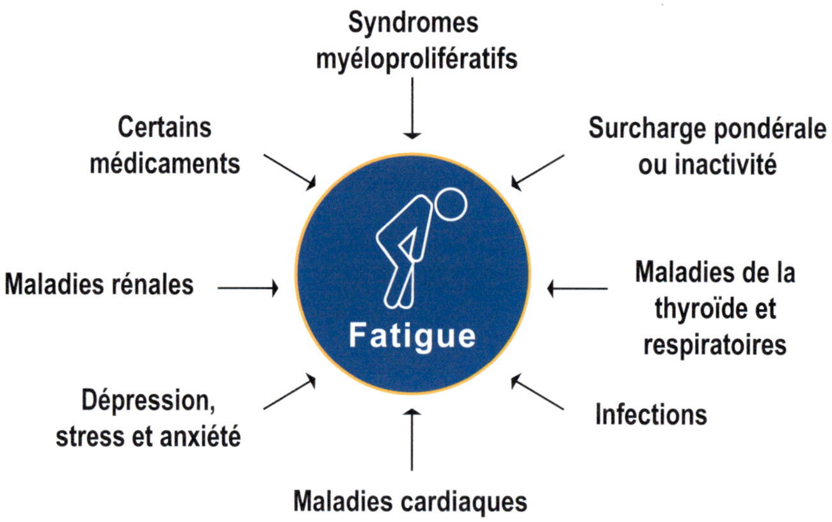

Points clés

- En cas de suspicion de syndrome myéloprolifératif (SMP), un ensemble d'examens et d'analyses est nécessaire pour établir le diagnostic. Ces examens ne diffèrent pas beaucoup d'un type de SMP à l'autre.
- Votre équipe soignante voudra connaître tous les problèmes de santé et traitements que vous avez eus au cours de votre vie.
- Votre médecin examinera votre corps afin de détecter des signes de maladie. Il sera amené à palper certaines parties de votre corps pour voir si quelque chose semble anormal.
- Vous devrez également fournir des échantillons de sang, de moelle osseuse ou les deux. Votre sang et votre moelle osseuse seront envoyés à un laboratoire qui cherchera des signes de SMP et d'autres maladies.
- Malgré les critères associés aux différents types de SMP, le diagnostic peut s'avérer difficile. La plupart des SMP se manifestent par un marqueur génétique. Ces marqueurs comprennent les mutations de *JAK2*, *CALR* et *MPL*.

“ Je remercie la science et la recherche actuelle, qui ont permis de transformer certains types de cancers en des maladies chroniques, plutôt qu'en condamnations à mort. Je suis reconnaissant d'avoir un bon médecin et des traitements qui fonctionnent pour moi. D'une certaine manière, mon cancer est une chance, car il m'a incité à vivre de manière plus saine et plus consciente. ”

3

Symptômes et questionnaires

Les symptômes des syndromes myéloprolifératifs (SMP) peuvent avoir des répercussions majeures sur la vie des patients. Un bref questionnaire est souvent utilisé pour évaluer les symptômes. Ce chapitre explique les symptômes que vous pourriez présenter en cas de SMP.

Symptômes du SMP

Un symptôme est un changement physique ou mental qui peut être lié à une maladie. La plupart des personnes atteintes de syndromes myéloprolifératifs (SMP) présentent des symptômes liés au cancer. Les symptômes sont souvent pesants, même chez les personnes atteintes de polyglobulie de Vaquez (PV) ou de thrombocytémie essentielle (TE).

Les SMP provoquent un large éventail de symptômes. Il existe généralement trois types de symptômes pour lesquels votre équipe soignante planifiera un traitement :

- des symptômes microvasculaires ;
- des symptômes d'hypertrophie de la rate ;
- des symptômes constitutionnels.

Tous ces symptômes sont décrits ci-dessous. Pour plus d'informations sur le traitement des symptômes, consultez le *chapitre 6 - Soins de soutien.*

Symptômes microvasculaires

Les symptômes microvasculaires sont dus à un ralentissement du débit sanguin dans les petits vaisseaux appelés capillaires.

Symptômes de la PV

La PV réduit le débit sanguin en raison du nombre élevé de globules rouges. Cela peut entraîner des maux de tête et une vision floue. La PV peut également provoquer une maladie appelée érythromélalgie. L'érythromélalgie se traduit par une sensation de brûlure, une rougeur et une chaleur au niveau de la peau.

Symptômes de la TE

En cas de TE, le nombre élevé de plaquettes peut provoquer des maux de tête, des troubles de la vision, des vertiges, des bourdonnements aigus dans les oreilles (acouphènes), ainsi que des engourdissements et des picotements dans les membres (paresthésie). Parmi les autres symptômes microvasculaires figurent les troubles de la concentration, du sommeil et de la sexualité.

Symptômes d'hypertrophie de la rate

Chez les personnes atteintes d'un SMP, la moelle osseuse n'est parfois plus en mesure de produire suffisamment de cellules sanguines saines. Lorsque la moelle osseuse produit trop peu de cellules sanguines, d'autres parties du corps peuvent prendre le relais.

La rate remplace très souvent la moelle osseuse pour la production de cellules sanguines. Il s'agit d'un petit organe situé à gauche de l'estomac.

Lorsque la rate fournit des cellules sanguines à l'organisme, elle grossit (s'hypertrophie). Une rate hypertrophiée est appelée splénomégalie. Quand il vous palpera, votre médecin sentira l'hypertrophie de la rate.

Une rate hypertrophiée provoque des symptômes liés à la pression qu'elle exerce sur d'autres parties du corps. Par exemple, elle peut occuper partiellement l'espace où se trouve l'estomac. Vous vous sentirez alors rassasié(e) plus rapidement pendant les repas (satiété précoce).

La rate peut appuyer sur le diaphragme, ce qui empêche les poumons de se déployer complètement. Vous pourrez alors souffrir d'essoufflement ou de toux.

Une rate hypertrophiée peut également provoquer une gêne ou une douleur si elle appuie sur un nerf. De nombreuses personnes réduisent leur niveau d'activité en raison de ces symptômes.

Symptômes constitutionnels

Les symptômes constitutionnels sont le résultat d'une affection qui touche l'ensemble du corps. Ils sont très généraux et peuvent être causés par plusieurs facteurs.

Dans le cas des SMP, les spécialistes pensent que les symptômes constitutionnels sont liés à des niveaux élevés de petites protéines appelées cytokines. Les cytokines déclenchent une inflammation (réaction de défense) dans l'organisme.

L'un des symptômes constitutionnels les plus courants en cas de SMP est la fatigue. La fatigue liée au cancer est intense, permanente et limite la capacité des patients à accomplir les tâches quotidiennes. Elle contribue largement à la mauvaise qualité de vie des personnes atteintes d'un SMP.

Il est possible vous perdiez du poids et que vous ayez de la fièvre, un SMP entraînant parfois une dégradation rapide des graisses et des muscles. L'augmentation de la température corporelle peut provoquer un excès de transpiration qui se manifeste par des sueurs nocturnes.

Les douleurs osseuses dans les membres peuvent être dues à la production rapide de cellules sanguines, ce qui provoque une inflammation à la surface des os. Les démangeaisons cutanées (prurit) sont un autre symptôme courant lié aux cytokines. Celles-ci sont déclenchées par l'eau et peuvent donc perturber l'hygiène corporelle.

“

Les SMP peuvent avoir des conséquences très larges. Ces maladies ne se limitent pas au risque de thrombose. Les symptômes secondaires ou constitutionnels peuvent davantage poser problème et méritent la même attention. ”

Évaluation des symptômes à l'aide de questionnaires

Les questionnaires sont couramment utilisés dans la recherche pour évaluer les symptômes. Ces mêmes questionnaires peuvent également être utilisés dans la pratique clinique. Dans le cas des SMP, plusieurs enjeux justifient l'évaluation des symptômes :

- les symptômes nuisent souvent à la qualité de vie ;
- les symptômes peuvent avoir un lien avec l'évolution du SMP ;
- le suivi des symptômes permet de savoir si le traitement soulage efficacement les patients.

Score MPN-10

Le MPN-SAF TSS (MPN Symptom Assessment Form Total Symptom Score) est un questionnaire couramment utilisé. Il est plus simplement appelé MPN-10, car il comporte 10 questions. **Reportez-vous au Guide 2** pour une liste des 10 symptômes évalués par le questionnaire.

Les 10 symptômes évalués dans le MPN-10 sont les plus importants et les plus courants. Chaque symptôme est noté sur une échelle de 0 à 10. Plus le score est élevé, plus le symptôme est marqué. Une version en ligne du questionnaire est disponible (en anglais) sur thehematologist.org/mpn-total-symptom-score.

Guide 2
Les 10 principaux symptômes des syndromes myéloprolifératifs

Symptôme	Terme médical
Fatigue permanente et extrême	Asthénie
Sensation rapide de ne plus avoir faim lors des repas	Satiété précoce
Douleur dans la région du ventre	Douleur abdominale
Inactivité	Sédentarité
Incapacité à se concentrer pendant une période prolongée	Troubles de la concentration
Sueurs nocturnes	Hyperhidrose nocturne
Démangeaisons cutanées	Prurit
Douleurs osseuses	Ostéodynie
Fièvre	Pyrexie
Perte de poids	Cachexie

Points clés

- La plupart des personnes atteintes de syndromes myéloprolifératifs (SMP) présentent des symptômes liés au cancer.
- Les symptômes microvasculaires sont dus à un ralentissement du débit sanguin dans les capillaires. Ces symptômes sont par exemple des maux de tête, des vertiges et des picotements dans les membres.
- La rate grossit (s'hypertrophie) lorsqu'elle commence à fabriquer des cellules sanguines. Une rate hypertrophiée peut entraîner une sensation de satiété précoce lors des repas. Elle peut également provoquer des douleurs ou une gêne au niveau du ventre, une toux et un essoufflement.
- Les symptômes constitutionnels sont liés à des niveaux élevés de cytokines. Ces symptômes incluent la fatigue, la perte de poids et la fièvre.
- Le MPN-10 est un court questionnaire sur les symptômes du SMP utilisé dans la pratique clinique pour identifier et suivre l'évolution des symptômes.

“ Je vis au jour le jour. Parfois, la fatigue est plus intense. Il faut persévérer. ”

4

Coagulation en cas de PV et de TE

Dans le cas de la polyglobulie de Vaquez (PV) et de la thrombocytémie essentielle (TE), il est important de prévenir la formation de caillots sanguins. En l'absence de contrôle, les caillots sanguins sont la principale cause de décès. Ce chapitre explique comment prévenir leur formation.

Qu'est-ce qu'un caillot sanguin ?

Un caillot sanguin est un amas de sang gélatineux. Normalement, les caillots sanguins se forment pour arrêter les saignements et se dissolvent ensuite.

Il arrive qu'un caillot se forme à l'intérieur d'un vaisseau sanguin en l'absence de tout saignement. Ce type de caillot est appelé thrombus. Un thrombus qui se détache de la paroi du vaisseau et se déplace dans la circulation sanguine est appelé « un embole ».

Dans la suite de ce chapitre, nous appellerons les thrombus (ou thromboses) des caillots sanguins.

Les personnes atteintes de polyglobulie de Vaquez (PV) et de thrombocytémie essentielle (TE) sont sujettes à la formation de caillots sanguins. En effet, ces deux maladies ralentissent le débit sanguin en raison de l'augmentation du nombre de cellules sanguines. Les cellules sanguines en surnombre s'agglutinent les unes aux autres et sont alors susceptibles de former des caillots sanguins.

Les caillots sanguins sont la complication la plus fréquente de la PV et de la TE. Ils sont parfois mortels. Lorsque les caillots sanguins se développent, ils peuvent bloquer la circulation sanguine (thrombose) au point de provoquer des symptômes. La thrombose et l'embolie peuvent entraîner des lésions ou des insuffisances organiques, notamment une crise cardiaque ou un accident vasculaire cérébral.

Caillot sanguin dans une jambe

En cas de SMP, il existe un risque de caillots sanguins. Cette illustration montre la formation d'un caillot sanguin dans une veine de la jambe. La thrombose veineuse profonde est le type de caillot sanguin le plus courant. Lorsqu'il n'est pas traité, le caillot peut se libérer et se coincer dans une artère à l'intérieur d'un poumon. On parle alors d'embolie pulmonaire. Les embolies pulmonaires peuvent être mortelles.

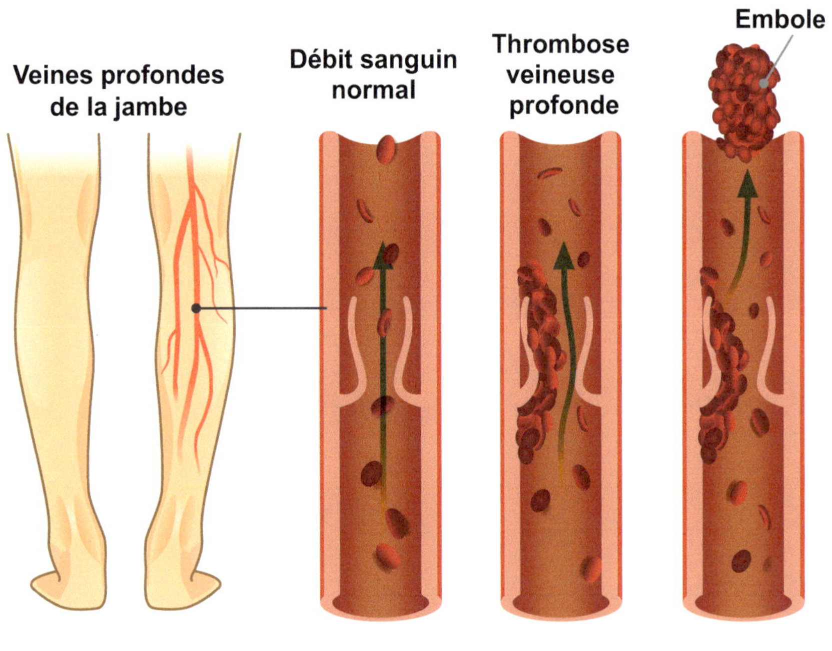

Les soins préventifs réduisent le risque de formation de caillots sanguins. Grâce à la prévention, de nombreuses personnes atteintes de PV ou de TE vivent de nombreuses années.

Calculer le risque de caillots

Le risque de caillots sanguins n'est pas le même pour toutes les personnes atteintes d'un syndrome myéloprolifératif (SMP). Votre médecin évaluera votre niveau de risque et planifiera votre traitement en fonction du résultat. Ce processus est appelé stratification du risque.

Les personnes atteintes de PV sont classées dans l'un des deux groupes suivants : risque faible ou haut risque. Le risque dépend de l'âge et des antécédents de caillots sanguins.

En cas de TE, un outil appelé score pronostique international de la thrombose (IPSET-thrombosis) est utilisé pour la stratification du risque. Les personnes sont classées dans des niveaux de risque très faible, faible, intermédiaire ou haut en fonction de leur âge, de leurs antécédents de caillots sanguins et de la mutation *JAK2* V617F.

Prévenir l'apparition des caillots sanguins

Le plan de prévention des caillots diffère d'une personne à l'autre. Votre plan sera basé sur le type de SMP que vous avez, votre risque de caillots et vos symptômes. Les soins préventifs initiaux possibles en fonction du niveau de risque sont énumérés dans le **Guide 3** pour la PV et le **Guide 4** pour la TE. Ils sont également décrits ci-après.

Prise en charge des facteurs de risque cardiovasculaire

Le système cardiovasculaire se compose du cœur, des vaisseaux sanguins et du sang. Les facteurs de risque cardiovasculaire désignent les éléments susceptibles de détériorer ce système. La

Guide 3
Soins préventifs initiaux face aux caillots sanguins liés à la polyglobulie de Vaquez

Niveau de risque	Options de prévention
Risque faible de caillots sanguins Vous avez moins de 60 ans et n'avez jamais eu de caillot sanguin.	• Gestion des facteurs de risque cardiovasculaire • Aspirine • Phlébotomie

Haut risque de caillots sanguins
Vous avez 60 ans ou plus ou vous avez déjà eu un caillot sanguin.
	• Gestion des facteurs de risque cardiovasculaire
	• Aspirine
	• Phlébotomie
	• Traitement cytoréducteur pour réduire le nombre de cellules sanguines :
	  • hydroxyurée (à privilégier)
	  • ropeginterféron alfa-2b-njft (à privilégier)
	  • peginterféron alfa-2a
	  • ruxolitinib (parfois utile)

présence d'un facteur de risque cardiovasculaire peut augmenter le risque de formation d'un caillot sanguin.

Votre médecin évaluera les risques cardiovasculaires qui peuvent être évités et vous aidera à les gérer :

- tabagisme ;
- surpoids et obésité ;
- manque d'exercice ;
- tension artérielle élevée (hypertension) ;
- hyperglycémie (diabète).

Aspirine

La prise quotidienne d'aspirine à faible dose réduit le risque de formation de caillots sanguins. Ce médicament prévient la formation de caillots en rendant les plaquettes moins collantes. Il peut réduire les symptômes microvasculaires de la TE.

Pour la plupart des personnes atteintes de PV ou de TE, les experts du NCCN recommandent de prendre 80 à 100 milligrammes d'aspirine par jour. Si les symptômes persistent, vous pouvez prendre de l'aspirine deux fois par jour.

L'aspirine prévient la formation de caillots sanguins chez les personnes présentant une PV à risque faible ou à haut risque. Elle est également efficace

Guide 4
Soins préventifs initiaux face aux caillots sanguins liés à la thrombocytémie essentielle

Niveau de risque	Options de prévention
Risque très faible de caillots sanguins Vous avez 60 ans ou moins, vous n'avez jamais eu de caillot sanguin et vous ne présentez pas de mutation de *JAK2*.	• Gestion des facteurs de risque cardiovasculaire • Aspirine si vous présentez des symptômes microvasculaires
Risque faible de caillots sanguins Vous avez 60 ans ou moins et n'avez jamais eu de caillot sanguin. Vous présentez une mutation de *JAK2*.	• Gestion des facteurs de risque cardiovasculaire • Aspirine
Risque intermédiaire de caillots sanguins Vous avez 61 ans et plus. Vous n'avez jamais eu de caillot sanguin et vous ne présentez pas de mutation de *JAK2*.	• Gestion des facteurs de risque cardiovasculaire • Aspirine

Haut risque de caillots sanguins
Vous avez 61 ans et plus, vous avez déjà eu un caillot sanguin et vous présentez une mutation de *JAK2*.
	• Gestion des facteurs de risque cardiovasculaire
	• Aspirine
	• Traitement cytoréducteur pour réduire le nombre de cellules sanguines :
	  • hydroxyurée (à privilégier)
	  • peginterféron alfa-2a
	  • anagrélide

chez les personnes atteintes de TE, mais toutes n'en ont pas besoin.

L'aspirine peut être plus néfaste que bénéfique chez les personnes présentant une TE à risque très faible, en particulier celles atteintes d'un syndrome de Willebrand acquis (SWA).

Chez certaines personnes, l'aspirine a pour effet indésirable de provoquer des saignements. Les personnes atteintes d'un SWA sont sujettes aux saignements, car leur sang ne coagule pas comme il le devrait.

Pour la plupart des patients, les doses élevées doivent être évitées. En effet, ces dernières augmentent le risque de saignement dans les intestins. Il est parfois nécessaire d'abaisser le nombre de cellules sanguines avant de commencer à prendre de l'aspirine, car une numération sanguine élevée augmente le risque de saignement.

Phlébotomie

L'hématocrite est une mesure des globules rouges par rapport à la quantité totale de sang. S'il est vrai que l'aspirine est efficace en cas de PV, le principal moyen de prévenir les caillots sanguins est de réduire l'hématocrite.

Au moment du diagnostic, l'hématocrite est souvent supérieur à 55 %, alors qu'en règle générale, l'hématocrite doit être inférieur à 45 %. Chez certaines personnes, le taux d'hématocrite doit être inférieur à 42 %.

La phlébotomie est la principale stratégie pour la réduction de l'hématocrite. Elle consiste à prélever une petite quantité de sang à l'aide d'une aiguille, comme lors d'un don de sang.

Dans le cadre de la phlébotomie, les globules rouges porteurs de fer sont retirés du sang. Quand l'organisme contient moins de fer, la moelle osseuse produit moins de globules rouges. Si vous recevez un traitement par phlébotomie, ne prenez pas de compléments alimentaires à base de fer, sauf prescription de votre équipe soignante.

Le tabagisme empêche l'aspirine d'agir. Si vous fumez, vous devez arrêter pour permettre à l'aspirine de faire effet. Demandez à votre médecin de vous conseiller et de vous prescrire des médicaments pour vous aider à arrêter de fumer.

Les caillots sanguins sont moins susceptibles de se former si la circulation sanguine est moins chargée en globules rouges. La phlébotomie peut également soulager rapidement les symptômes du SMP : maux de tête, démangeaisons et vision floue.

Votre médecin évaluera la fréquence à laquelle vous devez effectuer une phlébotomie. Pour certaines personnes, elle se pratique toutes les deux semaines. Si votre hématocrite est élevé, elle sera programmée une ou deux fois par semaine. Une fois que l'hématocrite et les symptômes du SMP sont maîtrisés, les phlébotomies peuvent être espacées.

Traitement cytoréducteur

Quand le risque de caillots sanguins est élevé, il est possible de prendre des médicaments qui réduisent le nombre de cellules sanguines. Ces traitements cytoréducteurs peuvent également être administrés quand le risque de caillots sanguins est faible, afin de soulager les symptômes.

Certains traitements cytoréducteurs sont privilégiés par les experts du NCCN, parce qu'ils sont plus efficaces, plus sûrs ou moins coûteux que les autres options, ou parce que leur utilisation a davantage été étudiée.

Hydroxyurée

L'hydroxyurée (Hydrea) est le traitement cytoréducteur standard depuis longtemps. Il est privilégié en tant que traitement initial dans les cas de PV et de TE à haut risque. Chez de nombreux patients, l'hydroxyurée réduit le nombre de cellules sanguines et prévient la formation de caillots sanguins pendant plusieurs années.

L'hydroxyurée agit en empêchant la fabrication de nouvelles cellules. Ce traitement se présente sous la forme d'une gélule que vous pouvez prendre chez vous. Il est administré à une faible dose, de sorte que ses effets indésirables sont généralement bien tolérés.

L'hydroxyurée peut entraîner un nombre de cellules sanguines inférieur à la normale, de la fatigue, des changements cutanés, de la diarrhée, de la constipation et un cancer de la peau.

Interféron alpha

L'interféron alpha est naturellement présent dans l'organisme et aide à lutter contre les infections. Il peut également être créé en laboratoire à des fins thérapeutiques. L'interféron freine la fabrication des cellules sanguines dans la moelle osseuse.

Deux interférons sont utilisés pour traiter les SMP :

- l'interféron pégylé, généralement appelé peginterféron (PEGASYS), qui peut être prescrit en cas de PV ou de TE à haut risque. Il est parfois administré aux personnes plus jeunes, enceintes ou afin de retarder la prise de médicaments similaires comme l'hydroxyurée ;
- le ropeginterféron alfa-2b-njft (BESREMi), qui est privilégié en cas de PV à haut risque.

Vous pouvez prendre l'interféron chez vous. Ce traitement est injecté sous la peau toutes les deux semaines. Avec le temps, les injections sont parfois espacées.

L'interféron peut provoquer un syndrome grippal, des douleurs articulaires, de la fatigue, des démangeaisons, un gonflement de la gorge, des douleurs musculo-squelettiques et une dépression.

Anagrélide

L'anagrélide (Agrylin) est un antiagrégant plaquettaire qui est prescrit en cas de TE à haut risque. Il diminue le nombre de plaquettes produites par l'organisme. L'anagrélide est une gélule à prendre deux fois par jour. Il peut provoquer des maux de tête, des troubles digestifs, une anémie et des palpitations.

Ruxolitinib

Le ruxolitinib est parfois utile face aux PV à haut risque. C'est ce que l'on appelle un inhibiteur de JAK. Pour en savoir plus sur le ruxolitinib, consultez le *chapitre 5 - Myélofibrose*.

> **“ J'ai découvert en 2018, lors de mon suivi annuel, que mes plaquettes étaient élevées, ce qui a conduit à un diagnostic de TE avec mutation génétique de *JAK2*. Je n'ai aucun symptôme et mon seul traitement est deux aspirines à faible dose par jour. Je trouve que l'appellation « cancer du sang » est excessive. Pour qu'ils ne prennent pas peur, je dis aux gens que je suis atteint d'une maladie du sang. ”**

Prévention des caillots pendant la grossesse

Il est conseillé de rencontrer un obstétricien spécialisé dans les grossesses à haut risque avant de concevoir. Ce médecin pourra évaluer et gérer les risques pour la santé pendant la grossesse.

La grossesse est à haut risque si vous avez eu un caillot sanguin, des saignements dus à la PV ou à la TE, ou si vous avez rencontré des problèmes de ce type au cours de précédentes grossesses.

En cas de risque standard, le traitement pendant et après la grossesse est le suivant :

- aspirine à faible dose tous les jours jusqu'à la naissance de l'enfant ;
- après la naissance, de nombreuses personnes prennent de l'héparine de bas poids moléculaire (HBPM) pendant 6 semaines ;
- l'aspirine peut être prise à nouveau une fois que l'HBPM est terminée.

En cas de haut risque, le traitement pendant et après la grossesse est le suivant :

- après un test de grossesse positif, aspirine à faible dose tous les jours ;
- de nombreuses femmes prennent également une HBPM pendant toute la durée de la grossesse et pendant les 6 semaines qui suivent l'accouchement ;
- si la numération sanguine est élevée, de l'interféron pour baisser le nombre de cellules sanguines.

Dans tous les cas, pendant la grossesse :

- l'hydroxyurée ne doit pas être prise pendant que vous essayez de concevoir, pendant la grossesse ou pendant l'allaitement. En effet, l'hydroxyurée peut nuire au bébé ;
- vous pouvez prendre du peginterféron alfa-2a pour réduire la numération sanguine, mais son utilisation pendant la grossesse doit encore être étudiée.

Pendant l'allaitement, les anticoagulants les plus sûrs sont l'héparine non fractionnée, l'HBPM, la warfarine et le fondaparinux. Les anticoagulants oraux directs sont à éviter.

En cas de PV, l'hématocrite visé dépend du trimestre de la grossesse : il doit être inférieur à 41 % au premier trimestre, inférieur à 38 % au deuxième trimestre et inférieur à 39 % au troisième trimestre.

“ Je refusais que l'annonce et le diagnostic de TE avec mutation de *JAK2+* marquent la fin de mon histoire. Au contraire, c'est la meilleure partie de mon histoire. Ce fut une période très difficile, mais j'ai prié dans les meilleurs comme dans les pires moments, j'ai me suis mariée, je me suis préparée à fonder une famille grâce à la FIV et à une mère porteuse, j'ai rencontré de nouvelles personnes grâce à ce diagnostic et je me bats pour qu'un jour, on trouve un remède. Je suis très fière de moi ! ”

Caillots sanguins et chirurgie

Les interventions chirurgicales augmentent le risque de caillots sanguins et de saignements. Votre chirurgien contactera peut-être votre équipe soignante dans le cadre du SMP pour connaître vos antécédents médicaux.

Il doit être informé des caillots sanguins, des saignements et des médicaments que vous prenez.

Avant l'intervention, votre numération sanguine doit être proche de la normale afin de prévenir la formation de caillots sanguins et les saignements.

- Il est possible que l'on vous prescrive des anticoagulants et un traitement cytoréducteur avant l'intervention.
- Les personnes atteintes de PV peuvent nécessiter plusieurs phlébotomies pour rester en dessous de 45 % pendant les trois mois précédant l'intervention.
- Si le risque de maladie thromboembolique veineuse est élevé dans le cadre de l'intervention chirurgicale, vous recevrez peut-être de l'héparine de faible poids moléculaire.

Juste avant l'intervention, vous devrez arrêter de prendre certains médicaments. Par exemple, l'aspirine est arrêtée une semaine avant l'intervention.

Vous pouvez poursuivre le traitement cytoréducteur jusqu'à l'intervention, sauf indication contraire de votre chirurgien. Le moment auquel il faut arrêter l'anticoagulant dépend de sa durée de vie dans l'organisme.

Après l'intervention, la formation de caillots sanguins et les saignements seront surveillés. Vous pourrez reprendre vos médicaments si le risque de saignement est faible. L'aspirine est souvent reprise 24 heures après l'intervention.

Examens de contrôle de la PV et de la TE

Une fois les soins préventifs instaurés, vous devrez rencontrer votre équipe soignante régulièrement. Votre équipe évaluera si le SMP provoque des problèmes de santé et s'il progresse. Elle évaluera également les résultats du traitement.

Consultations auprès de votre équipe soignante

Lors des consultations, on vous interrogera sur les symptômes nouveaux ou leur aggravation, ainsi que sur les nouveaux diagnostics. Vous devrez peut-être répondre à un questionnaire sur les symptômes, appelé MPN-10. Pour plus d'informations sur le traitement des symptômes, consultez le *chapitre 6 - Soins de soutien.*

Si vous avez une PV, votre médecin voudra savoir combien de phlébotomies vous avez effectuées depuis la dernière consultation.

Il examinera votre corps. Il vérifiera la taille de votre rate et de votre foie. Il recherchera des signes de caillots sanguins et de saignements.

Votre médecin vous prescrira peut-être une prise de sang. Il surveillera le nombre de cellules sanguines ainsi que d'autres valeurs dans votre sang. Des tests de fonctionnement du foie et des reins pourront également être demandés. Un frottis de sang périphérique pourra parfois être effectué. Une ponction et une biopsie de la moelle osseuse pourront être nécessaires pour vérifier que la maladie n'a pas progressé en une myélofibrose.

Modification des soins préventifs

Vos soins resteront probablement inchangés si vos symptômes s'améliorent considérablement. En cas de soulagement minime ou inexistant des symptômes ou en cas d'aggravation, votre traitement sera peut-être modifié. Reportez-vous au **Guide 5** pour une liste complète des événements qui indiquent qu'une modification des soins est nécessaire.

Si les soins préventifs doivent être modifiés, un essai clinique pourra être envisagé. Un essai clinique est un type d'étude de recherche médicale. Pour en savoir plus sur les essais cliniques, consultez le *chapitre 5 - Myélofibrose*.

Si aucun traitement cytoréducteur n'a encore été administré, cela pourra être le traitement suivant. Ce traitement sera prescrit si vous présentez une maladie à haut risque, des symptômes ou des saignements anormaux.

Guide 5
Événements indiquant qu'il est peut-être nécessaire de modifier les soins préventifs

Événement	Polyglobulie de Vaquez	Thrombocytémie essentielle
Caillot sanguin	●	●
Syndrome de Willebrand acquis		●
Hémorragie majeure	●	●
Augmentation du volume de la rate	●	●
Nombre de cellules sanguines élevé ou en augmentation	●	●
Nouveaux symptômes	●	●
Symptômes microvasculaires persistants malgré la prise d'aspirine		●
Les phlébotomies doivent être plus fréquentes pour maintenir le nombre de cellules sanguines à un niveau bas ou les phlébotomies posent des problèmes	●	
Le traitement cytoréducteur n'abaisse pas la numération sanguine ou pose des problèmes	●	●
Myélofibrose	●	●
Blastes dans la circulation sanguine	●	●

Il arrive que le traitement cytoréducteur soit efficace dans un premier temps, puis cesse d'agir. Parfois, ce traitement ne fonctionne pas suffisamment ou pas du tout. Dans ces cas, il est nécessaire de passer à une option figurant dans le **Guide 6**.

“ Cela fait maintenant 10 ans que j'ai reçu un diagnostic de PV et ce n'est que depuis un mois environ que j'ai changé ma posologie quotidienne d'hydroxyurée 500 mg deux fois par jour. J'ai la chance d'être largement asymptomatique, même si l'hydroxyurée me donne des problèmes de peau ! Apprenez tout ce que vous pouvez sur les SMP, posez des questions et soyez à l'aise avec votre oncologue. ”

Guide 6
Options suivantes après les soins préventifs initiaux face aux caillots sanguins

	Polyglobulie de Vaquez	Thrombocytémie essentielle
Commencer un traitement cytoréducteur, si ce type de traitement n'a encore jamais été pris	• Essai clinique (à privilégier) • Ropeginterféron alfa-2b-njft (à privilégier) • Hydroxyurée • Peginterféron alfa-2a	• Hydroxyurée (à privilégier) • Peginterféron alfa-2a • Anagrélide
Arrêter le traitement cytoréducteur actuel et commencer un nouveau traitement	• Essai clinique (à privilégier) • Ruxolitinib (à privilégier) à l'arrêt de l'hydroxyurée • Ropeginterféron alfa-2b-njft, hydroxyurée, peginterféron alfa-2a s'ils n'ont encore jamais été prescrits	• Essai clinique (à privilégier) • Hydroxyurée (à privilégier) si elle n'a encore jamais été prise • Peginterféron alfa-2a ou anagrélide s'il n'a encore jamais été pris • Ruxolitinib (parfois utile) • En cas d'urgence, extraction de plaquettes dans le sang (thrombocytophérèse)
Nouveau plan de traitement en cas de progression en une myélofibrose	Options présentées au chapitre 5	Options présentées au chapitre 5

Progression de la PV et de la TE

La PV et la TE peuvent progresser en une myélofibrose. C'est le cas chez environ 1 personne sur 10 atteinte de PV ou de TE. Les raisons de cette progression ne sont pas connues. Les chercheurs étudient le rôle de l'inflammation et des anomalies génétiques.

Le risque de progression augmente avec la durée de la PV ou de la TE. Il est rare que ces SMP progressent vers la phase blastique de la myélofibrose, semblable à une leucémie aiguë myéloblastique (LAM). Quand la PV et la TE progressent, c'est généralement vers une myélofibrose en phase chronique, puis vers des phases avancées.

Une fois que le processus de progression est amorcé, il peut être lent et s'étaler sur de nombreuses années. Un signe précoce de progression est le fait d'avoir de moins en moins besoin d'un traitement pour réduire le nombre de cellules sanguines. Votre médecin pourra réduire ou arrêter le traitement pour voir si votre numération sanguine cesse de baisser. Si ce n'est pas le cas, il est possible que vous présentiez une myélofibrose. Le traitement de la myélofibrose est abordé au chapitre 5.

Points clés

- Les personnes atteintes de polyglobulie de Vaquez (PV) et de thrombocytémie essentielle (TE) sont sujettes à la formation de caillots sanguins. Grâce aux soins préventifs, la plupart des personnes vivent de nombreuses années.
- Les soins préventifs dépendent du niveau de risque de caillots sanguins. Une bonne santé du cœur et des vaisseaux sanguins est un objectif partagé par tous. L'aspirine est couramment utilisée pour prévenir les caillots.
- En cas de PV, une phlébotomie est pratiquée pour réduire l'hématocrite. En cas de PV/TE à haut risque, un traitement cytoréducteur peut être envisagé pour réduire le nombre de cellules sanguines.
- Votre traitement peut changer si vous êtes enceinte et changer à nouveau après l'accouchement. Il peut également être modifié si vous devez subir une intervention chirurgicale, auquel cas le risque de caillots et de saignements augmente.
- Vous devrez voir votre équipe soignante régulièrement. Lors des consultations, l'état du cancer et les résultats des soins préventifs seront évalués.
- Si la PV ou la TE s'aggrave, votre traitement pourra être modifié. Le traitement qui vous sera alors prescrit dépendra du risque de caillot actuel, de votre traitement antérieur et de l'éventuelle progression vers la myélofibrose.

“

Le savoir est une arme. Ne vous contentez pas de réponses partielles à vos questions et à vos inquiétudes. Il existe de nombreux spécialistes des SMP dans tout le pays qui peuvent vous soulager, vous réconforter et améliorer votre qualité de vie. Défendez vos intérêts et vos besoins. ”

5
Myélofibrose

La myélofibrose est presque imperceptible chez certaines personnes, tandis qu'elle progresse rapidement chez d'autres. Son traitement est abordé dans ce chapitre, y compris les nouvelles options en cas de myélofibrose associée à une anémie.

Types de myélofibroses

La myélofibrose est un cancer du sang qui provoque l'apparition de tissu cicatriciel, appelé fibrose, dans la moelle osseuse. Elle peut survenir chez des personnes ayant ou non des antécédents de syndrome myéloprolifératif (SMP).

Quand la myélofibrose est le premier SMP diagnostiqué chez un patient, elle est qualifiée de **myélofibrose primitive (MFP)**. Elle peut également survenir lorsque la polyglobulie de Vaquez (PV) ou la thrombocytémie essentielle (TE) progresse. Dans ces cas, elle est qualifiée de myélofibrose secondaire ou de myélofibrose **post-PV** et **post-ET.**

La myélofibrose est très différente d'une personne à l'autre. Elle varie en termes d'évolution, de vitesse de progression et de symptômes.

Le traitement dépend en partie de l'agressivité attendue de la myélofibrose. La myélofibrose progresse lentement chez de nombreux patients. Elle peut être stable pendant de nombreuses années.

Chez d'autres, le SMP est plus actif. Par conséquent, la première étape de la planification du traitement consiste à évaluer le pronostic.

Prévision du pronostic

Le pronostic désigne l'évolution probable de la myélofibrose. Les spécialistes et les équipes soignantes utilisent des systèmes de notation pour déterminer la catégorie de risque et évaluer le pronostic.

Systèmes de notation

Pour la MFP, les experts du NCCN privilégient le MIPPS-70 et le MIPSS-70 Plus Version 2.0. Ces systèmes de notation s'adressent aux personnes âgées de 70 ans ou moins et nécessitent de réaliser des tests moléculaires larges. Le DIPSS et le DIPSS-Plus sont d'autres systèmes de notation pour les personnes de tout âge.

Le système de stratification du risque utilisé face à la myélofibrose post-PV et post-TE est le MYSEC-PM.

Le risque est déterminé en fonction de vos données médicales. Des points sont attribués pour chaque réponse qui comporte un risque de résultats défavorables. Un niveau de risque est attribué en fonction du nombre total de points.

Demandez à votre médecin quel est votre niveau de risque et quel système a été utilisé pour le calculer. Les niveaux de risque tels qu'ils sont définis pour chaque système sont énumérés dans le **Guide 7**, page suivante.

Groupes de risque du NCCN

Les experts du NCCN divisent le nombre total de points en deux groupes de risque (réduit et accru) afin de planifier le traitement.

La section suivante évoque le traitement de la myélofibrose sans anémie associée à un risque réduit et un risque accru. Cependant, la plupart des personnes atteintes d'une myélofibrose présentent une anémie. Si c'est votre cas, lisez la section de ce chapitre intitulée *Traitement de la myélofibrose associée à une anémie*.

> **Votre parcours est unique et personnel. Laissez-vous porter sans essayer d'en prédire l'issue. "**

Guide 7
Systèmes de risque pour évaluer le pronostic de la myélofibrose

Système	Niveaux de risque dans le cadre du système	Niveaux de risque adoptés par le NCCN
MIPSS-70	• Risque faible : score de 0 ou 1 • Risque intermédiaire : score de 2, 3 ou 4 • Risque élevé : score de 5 ou plus	• Risque réduit : score de 3 ou moins • Risque accru : score de 4 ou plus
MIPSS70-plus version 2.0	• Risque très faible : score de 0 • Risque faible : score de 1 ou 2 • Risque intermédiaire : score de 3 ou 4 • Risque élevé : score de 5, 6, 7 ou 8 • Risque très élevé : score de 9 ou plus	• Risque réduit : score de 3 ou moins • Risque accru : score de 4 ou plus
DIPSS	• Risque faible : score de 0 • Risque intermédiaire-1 : score de 1 ou 2 • Risque intermédiaire-2 : score de 3 ou 4 • Risque élevé : score de 5 ou 6	• Risque réduit : score de 2 ou moins • Risque accru : score de 3 ou plus
DIPSS-PLUS	• Risque faible : score de 0 • Risque intermédiaire-1 : score de 1 • Risque intermédiaire-2 : score de 2 ou 3 • Risque élevé : score de 4 ou 5	• Risque réduit : score de 1 ou 0 • Risque accru : score de 2 ou plus
MYSEC-PM	• Risque faible : score de 11 ou moins • Risque intermédiaire-1 : score de 12 ou 13 • Risque intermédiaire-2 : score de 14 ou 15 • Risque élevé : score de 16 ou plus	• Risque réduit : score de 13 ou moins • Risque accru : score de 14 ou plus

Traitement de la myélofibrose sans anémie

Face à myélofibrose, la planification du traitement repose sur diverses informations, et pas seulement sur le pronostic. Vos symptômes seront suivis. Votre médecin pratiquera des examens pour évaluer la taille de votre rate. Le nombre de cellules sanguines et de blastes sera surveillé.

En fonction de ces informations, les objectifs de votre traitement pourront être les suivants :

- soulager les symptômes ;
- améliorer la numération sanguine ;
- prévenir ou retarder la progression vers une myélofibrose avancée ou une leucémie.

Les traitements possibles face à la myélofibrose sont décrits dans les pages suivantes et sont énumérés dans le **Guide 8.**

Guide 8
Traitement de la myélofibrose sans anémie

Niveau de risque	Statut clinique	Traitements possibles
Risque réduit	Vous ne présentez pas de symptômes.	• Observation vigilante • Essai clinique

Risque réduit	Vous présentez des symptômes.	• Essai clinique
		• Il est parfois utile de recevoir :
		  • du ruxolitinib
		  • du peginterféron alfa-2a
		  • de l'hydroxyurée si une baisse des cellules sanguines soulage les symptômes
		  • du pacritinib si le nombre de plaquettes est inférieur à 50 000
		  • du momelotinib

Risque accru	Vos plaquettes se situent dans la fourchette **basse à haute** (50 000 ou plus).	• Greffe allogénique de cellules hématopoïétiques pour tenter de faire disparaître le SMP ou • Essai clinique, ruxolitinib, fédratinib, momelotinib, pacritinib
Risque accru	Vous avez un nombre **très faible** de plaquettes (moins de 50 000)	• Greffe allogénique de cellules hématopoïétiques pour tenter de faire disparaître le SMP ou • Essai clinique, pacritinib (schéma privilégié) ou momelotinib

Essai clinique

Si possible, il est recommandé de participer à un essai clinique. Un essai clinique est un type d'étude de recherche médicale. Pour plus d'informations sur les essais cliniques, lisez la section de ce chapitre intitulée *Participer à des essais cliniques*.

Observation vigilante

La myélofibrose à risque réduit reste généralement stable ou progresse lentement. Les personnes atteintes d'une myélofibrose à risque réduit qui ne provoque pas de symptômes peuvent adopter une approche « d'observation vigilante ». Également appelée surveillance active, cette approche consiste à programmer des examens et analyses de manière à évaluer l'évolution de la myélofibrose. Un traitement peut être mis en place si des symptômes apparaissent.

Traitement cytoréducteur

Le traitement cytoréducteur est possible face aux myélofibroses à risque réduit qui provoquent des symptômes. Les traitements utilisés sont le peginterféron alfa-2a ou l'hydroxyurée. De plus amples informations sur ces traitements sont disponibles au *chapitre 4 - Coagulation en cas de PV et de TE*.

Inhibiteurs de JAK

JAK est une protéine cellulaire qui favorise la croissance des cellules. Elle est essentielle pour que les cellules souches sanguines deviennent des cellules sanguines matures. JAK est hyperactive chez les personnes atteintes de myélofibrose, qu'il y ait ou non une mutation de *JAK*.

Les inhibiteurs de JAK stoppent cette protéine et réduisent le nombre de cellules sanguines nouvelles qui sont produites. Ils réduisent ainsi la taille de la rate et les symptômes principaux. Le ruxolitinib (Jakavi), le fédratinib (INREBIC), le pacritinib (Vonjo) et le momelotinib (Omjjara) sont des inhibiteurs de JAK.

Quel inhibiteur de JAK est recommandé ?

Face à la **myélofibrose à risque réduit**, le ruxolitinib a souvent été utilisé pour traiter les symptômes, si nécessaire. Le pacritinib est une option lorsque le taux de plaquettes est très bas. Le momelotinib peut être une option, mais des recherches supplémentaires sont nécessaires chez les personnes atteintes d'une myélofibrose à risque réduit.

Face aux **myélofibroses à risque accru**, les experts du NCCN recommandent des inhibiteurs de JAK spécifiques en fonction des niveaux de plaquettes.

Le ruxolitinib, le momelotinib et le fédratinib sont recommandés lorsque ces niveaux sont faibles ou élevés. Le pacritinib doit être davantage étudié chez ces types de patients.

Lorsque les plaquettes sont très basses, les experts du NCCN privilégient le pacritinib. Le momelotinib doit faire l'objet d'études plus approfondies chez les personnes dont le niveau de plaquettes est très bas.

En quoi consiste le traitement ?

Les inhibiteurs de JAK sont des comprimés à prendre chez vous. Votre médecin déterminera les médicaments et la posologie qui vous conviennent et procédera à des ajustements si nécessaire. N'interrompez pas le traitement sans l'avis de votre médecin.

GCH allogénique

Une cellule souche hématopoïétique est une cellule qui peut devenir n'importe quel type de cellule sanguine. Dans le cas d'une myélofibrose, les cellules souches hématopoïétiques et la moelle osseuse sont malades.

Dans le cadre d'une greffe allogénique de cellules hématopoïétiques (GCH), les cellules d'un donneur sont utilisées de manière à produire une moelle osseuse et des cellules sanguines saines dans votre organisme. Ce traitement prolonge l'espérance de vie et permet parfois de guérir de la myélofibrose.

Néanmoins, la GCH allogénique n'est pas indiquée chez tous les patients, car il s'agit d'un traitement intense. Un spécialiste de la greffe évaluera votre éligibilité. Il examinera également les donneurs possibles.

Dans quels cas une GCH allogénique est-elle envisageable ?

La GCH allogénique est rarement utilisée pour traiter la myélofibrose à risque réduit, mais elle peut être envisagée si le nombre de plaquettes est faible ou si les cellules cancéreuses présentent un profil cytogénétique complexe. Un caryotype complexe comporte au moins 3 anomalies chromosomiques non apparentées dans 2 cellules ou plus.

Toutes les personnes atteintes d'une myélofibrose à risque accru doivent faire l'objet d'une évaluation en vue d'une greffe, car celle-ci est la seule chance de guérison. Les avantages d'une greffe peuvent être supérieurs aux risques face à la MFP associée à des mutations à haut risque, telles que *ASXL1*, *EZH2*, et *RAS*.

En quoi consiste le traitement ?

La GCH allogénique s'articule en quatre étapes qui peuvent s'avérer très éprouvantes. Vous pouvez continuer l'inhibiteur de JAK pour réduire la taille de la rate et améliorer les symptômes jusqu'à la greffe.

Votre équipe soignante vous donnera des informations détaillées sur la GCH allogénique et répondra à vos questions. Pour vous donner une idée générale du processus, voici une brève description...

1. Votre sang sera analysé pour détecter des protéines cellulaires appelées antigènes leucocytaires humains (HLA). Pour que la greffe fonctionne, les HLA du donneur doivent être presque parfaitement compatibles avec les vôtres. Même en cas de compatibilité presque parfaite, les cellules du donneur peuvent attaquer votre organisme. Cette complication est appelée « réaction du greffon contre l'hôte (GVH) ».
2. Vous recevrez un traitement appelé conditionnement pour tuer les cellules de votre moelle osseuse. Ce traitement affaiblit également le système immunitaire afin que votre organisme ne tue pas les cellules du donneur.
3. Ensuite, vous recevrez les cellules du donneur par le biais d'une transfusion. Une transfusion est une injection lente de produits sanguins dans une veine. De nouvelles cellules sanguines saines se formeront au cours des 2 à 4 semaines suivantes. C'est ce que l'on appelle la prise de greffe.
4. Vous devrez faire très attention à éviter les microbes pendant les premières semaines suivant la greffe. En effet, votre système immunitaire, qui lutte contre les infections, aura presque disparu. Des antibiotiques pourront vous être administrés pour prévenir ou traiter les infections. Vous recevrez peut-être des médicaments appelés immunosuppresseurs pour prévenir la GVH.

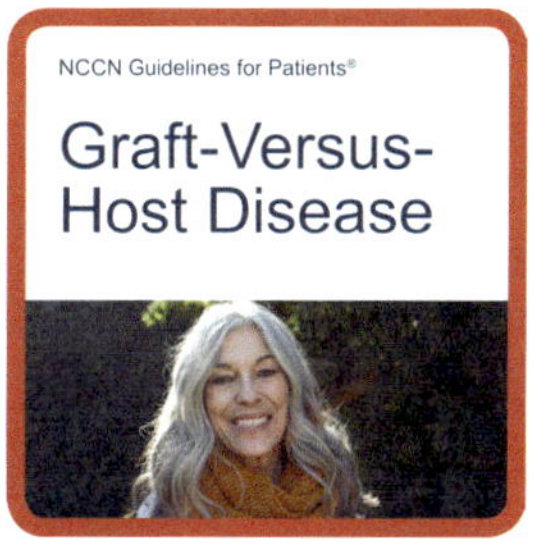

De plus amples informations sur la GVH sont disponibles sur NCCN.org/patientguidelines et sur l'application NCCN Patient Guides for Cancer.

“ Faites-le pour continuer de profiter des petits plaisirs... pour vos petits-enfants.
Si je n'avais pas bénéficié d'une greffe de cellules souches, je ne serais pas là pour les voir grandir. ”

Traitement de la myélofibrose associée à une anémie

L'anémie désigne un faible taux d'hémoglobine. La plupart des personnes atteintes d'une myélofibrose développent une anémie dans l'année qui suit le diagnostic. L'anémie peut entraîner une sensation de fatigue et de froid ou une pâleur. Ces symptômes sont dus au fait que les cellules ne reçoivent pas suffisamment d'oxygène.

Si vous souffrez d'anémie, votre médecin établira un plan de traitement en fonction de ce qui suit :

- vous souffrez d'anémie pour des raisons autres que la myélofibrose ;
- vous prenez actuellement un inhibiteur de JAK ;
- vous présentez des symptômes d'anémie ou des symptômes de myélofibrose.

Selon les causes de l'anémie, votre équipe soignante pourra vous prescrire des compléments alimentaires pour compenser les faibles taux de fer, de folate ou de vitamine B12. Les traitements possibles face à l'anémie liée à la myélofibrose sont énumérés dans le **Guide 9.**

Essais cliniques

Pour le traitement de l'anémie, les experts du NCCN préconisent de participer à des essais cliniques. Des recherches supplémentaires sont nécessaires pour tester les traitements actuels chez un plus grand nombre de personnes. Malgré les améliorations apportées récemment aux traitements, ces derniers restent perfectibles. Pour plus d'informations sur les essais cliniques, lisez la section de ce chapitre intitulée *Participer à des essais cliniques*.

Inhibiteurs de JAK

Les inhibiteurs de JAK réduisent la taille de la rate et atténuent les symptômes principaux, mais ils peuvent aggraver l'anémie. Par conséquent, en raison de l'anémie, la dose de l'inhibiteur de JAK peut être réduite, ou le traitement peut être interrompu ou arrêté. Il existe d'autres options qui ne nécessitent pas d'éviter ou d'arrêter les inhibiteurs de JAK.

- L'une d'elles consiste à prendre du momelotinib. Le momelotinib peut atténuer l'anémie ainsi que les symptômes de la myélofibrose. De plus amples informations sont nécessaires sur son utilisation chez les personnes souffrant d'anémie, mais ne présentant pas de symptômes de myélofibrose.
- Une deuxième option consiste à prendre du pacritinib. L'anémie peut être moins grave sous pacritinib, car ce traitement ne bloque pas la production de cellules sanguines nouvelles et peut même augmenter le taux d'hémoglobine.
- Pour les personnes prenant du ruxolitinib, la troisième option est de continuer ce traitement tout en ajoutant un traitement contre l'anémie, par exemple le luspatercept-aamt, qui est un agent stimulant l'érythropoïèse, ou le danazol. Toutefois, chez de nombreuses personnes, les effets bénéfiques de ces traitements supplémentaires sont de courte durée, voire inexistants.

Médicaments favorisant la production de globules rouges

Si vous n'avez pas besoin de prendre un inhibiteur de JAK, vous pouvez recevoir un traitement contre l'anémie qui augmente le nombre de globules rouges. Ces médicaments contre l'anémie incluent :

- le luspatercept-aamt ;
- les agents stimulant l'érythropoïèse, tels que la darbépoétine alfa et l'époétine alfa, quand une hormone appelée érythropoïétine est inférieure à 500 mU/ml dans votre sang ;
- le danazol ;
- le lénalidomide avec prednisone quand la myélofibrose est associée à un gène anormal (délétion 5q).

Transfusions de globules rouges

Face à l'anémie symptomatique, le traitement standard est une transfusion de globules rouges. Les dons de sang sont souvent destinés à des transfusions de globules rouges. La majeure partie des globules blancs est retirée du sang ainsi donné afin d'éviter que ce sang n'attaque votre corps. Ce procédé vous évitera également de contracter une infection à cytomégalovirus (CMV).

Guide 9
Traitement de la myélofibrose associée à une anémie

Traitement de l'anémie lorsqu'un inhibiteur de JAK est utilisé pour maîtriser les symptômes de la myélofibrose	Les options recommandées sont les suivantes : • essai clinique (à privilégier) • ajout de luspatercept-aamt, qui est un agent stimulant l'érythropoïèse, ou de danazol en plus du ruxolitinib • il est parfois utile de remplacer l'inhibiteur de JAK actuel par le momelotinib ou le pacritinib • en plus des options ci-dessus, vous pouvez recevoir des transfusions de globules rouges si l'anémie provoque des symptômes
Traitement de l'anémie et des symptômes incontrôlés de la myélofibrose	Les options recommandées sont les suivantes : • essai clinique (à privilégier) • momelotinib (à privilégier) • pacritinib • ajout de luspatercept-aamt, qui est un agent stimulant l'érythropoïèse, ou de danazol en plus du ruxolitinib • en plus des options ci-dessus, vous pouvez recevoir des transfusions de globules rouges si l'anémie provoque des symptômes
Traitement de l'anémie en l'absence de symptômes de myélofibrose	Les options recommandées sont les suivantes : • essai clinique (à privilégier) • luspatercept-aamt • agents stimulant l'érythropoïèse si le taux d'érythropoïétine dans votre sang est inférieur à 500 mU/ml • danazol • momelotinib • pacritinib • lénalidomide avec prednisone en cas de délétion 5q • en plus des options ci-dessus, vous pouvez recevoir des transfusions de globules rouges si l'anémie provoque des symptômes

Traitement des phases avancées de la myélofibrose

La myélofibrose peut progresser vers une phase accélérée ou blastique. Sur une période de 20 ans, cette progression survient chez environ 1 personne sur 20 atteinte de PV ou de TE. Dans le cas de la MFP, c'est environ 3 personnes sur 20.

Le marqueur de la progression est un pourcentage élevé de cellules sanguines immatures, appelées myéloblastes, dans la moelle osseuse ou la circulation sanguine. Les myéloblastes (simplement appelés blastes) ne se trouvent généralement que dans la moelle osseuse.

Normalement, le taux de blastes dans la moelle osseuse est inférieur à 5 %. Dans la phase accélérée de la myélofibrose, le taux de blastes se situe entre 10 et 19 %. La phase blastique de la myélofibrose (également appelée leucémie aiguë myéloblastique [LAM] post-SMP) occasionne un taux de blastes d'au moins 20 %. Quand les chromosomes présentent certaines modifications, il est possible de diagnostiquer une LAM avec des blastes inférieurs à 20 %.

Analyses de laboratoire

Pour confirmer la progression de la maladie, des analyses de laboratoire doivent être pratiquées sur la moelle osseuse. S'il s'avère impossible de prélever de la moelle osseuse, des échantillons de sang peuvent être utilisés. Vous connaissez peut-être certaines des analyses de laboratoire utilisées pour surveiller la progression, car elles sont également pratiquées pour diagnostiquer le SMP (reportez-vous au chapitre 2) :

- la cytogénétique à l'aide d'un caryotype avec ou sans hybridation in situ en fluorescence (FISH) ;
- la cytométrie en flux ;
- le séquençage de nouvelle génération (NGS) des mutations liées à la LAM.

Planification du traitement

Dès que la progression de la maladie est confirmée, vous allez discuter du traitement avec votre équipe soignante. Le traitement peut comprendre une chimiothérapie ou une chimiothérapie suivie d'une GCH allogénique. Si une greffe est envisageable, vous serez orienté(e) vers un spécialiste de ce traitement.

Essai clinique

Que vous receviez ou non une greffe, les experts du NCCN recommandent de participer à des essais cliniques. Demandez à votre équipe thérapeutique s'il existe un essai clinique ouvert qui vous conviendrait. Pour plus d'informations sur les essais cliniques, lisez la section de ce chapitre intitulée *Participer à des essais cliniques*.

Chimiothérapie de faible intensité

Lorsqu'une greffe n'est pas envisageable, une chimiothérapie de faible intensité est souvent administrée. Les agents hypométhylants, tels que l'azacitidine et la décitabine, constituent un type de chimiothérapie de faible intensité. Découvrez d'autres chimiothérapies de faible intensité possibles face à la LAM sur NCCN.org/patientguidelines et sur l'application NCCN Patient Guides for Cancer.

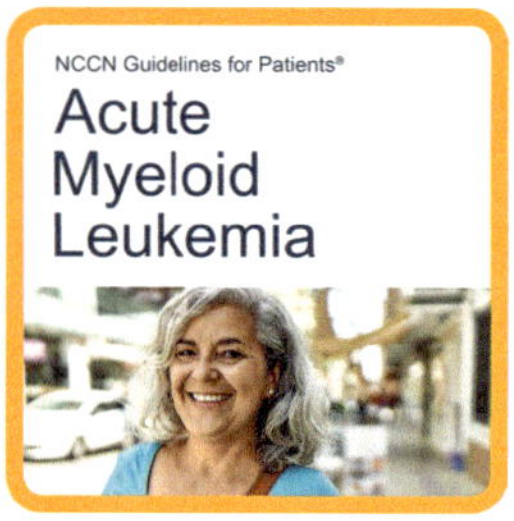

Parfois, un inhibiteur de JAK ou le vénétoclax (VENCLYXTO) est associé à un agent hypométhylant. Un inhibiteur de JAK peut réduire la taille de la rate et les symptômes de la myélofibrose. Le vénétoclax est un comprimé qui permet parfois de contrôler l'évolution du SMP en ciblant une protéine appelée BCL2. Néanmoins, ce traitement peut entraîner de graves problèmes de santé et de plus amples informations sont nécessaires pour déterminer s'il est bénéfique chez les personnes atteintes d'un SMP.

Traitement d'induction

Certaines personnes en bonne santé reçoivent un traitement d'induction, qui associe plusieurs médicaments. L'objectif du traitement d'induction est de supprimer les blastes au niveau de la moelle. La chimiothérapie utilisée pour traiter la LAM sert souvent de traitement d'induction.

GCH allogénique

Si vous prenez déjà un inhibiteur de JAK, vous pouvez continuer ce traitement jusqu'à la greffe.

Dans le cas d'une myélofibrose avancée, la première étape consiste à recevoir un traitement d'induction avant une greffe. À noter que les greffes réussissent davantage lorsque le traitement d'induction donne de bons résultats. Au lieu d'un traitement d'induction, certaines personnes prennent un agent hypométhylant avec ou sans inhibiteur de JAK.

La GCH allogénique s'articule en plusieurs étapes. Ces étapes sont décrites ci-dessus, à la section *Traitement de la myélofibrose sans anémie.*

“

Préparez-vous toujours au pire, mais gardez une attitude positive et soyez optimiste. Surtout, n'abandonnez jamais ! ”

Participer à des essais cliniques

Chez de nombreuses personnes atteintes d'un SMP, les experts du NCCN recommandent de participer à un essai clinique. Un essai clinique est un type d'étude de recherche médicale. Les essais cliniques évaluent de nouvelles méthodes potentielles de lutte contre le cancer ainsi que leurs effets indésirables chez les humains. Après avoir été développées et testées en laboratoire, les nouvelles méthodes potentielles de lutte contre le cancer doivent être étudiées sur des humains. S'il s'avère sûr et efficace lors d'un essai clinique, un médicament, un dispositif ou une approche thérapeutique peut être approuvé par l'autorité de réglementation américaine en matière d'alimentation et de médicaments, la Food and Drug Administration (FDA).

Toute personne atteinte d'un cancer doit examiner attentivement tous les traitements possibles face à son type de cancer, y compris les traitements standards et les essais cliniques. Demandez à votre équipe soignante si un essai clinique peut être utile dans votre cas.

Phases

La plupart des essais cliniques sur le cancer sont axés sur le traitement. Les essais qui portent sur des traitements se déroulent en plusieurs phases.

- Les essais de **phase I** étudient la dose, l'innocuité et les effets indésirables d'un médicament expérimental ou d'une approche thérapeutique. Ils recherchent également les premiers signes indiquant que le médicament ou l'approche est utile.
- Les essais de **phase II** étudient l'efficacité du médicament ou de l'approche contre un type de cancer bien précis.
- Les essais de **phase III** testent le médicament ou l'approche en comparaison avec un traitement standard. Si les résultats sont bons, il peut être approuvé par la FDA.
- Les essais de **phase IV** étudient l'innocuité et les bienfaits à long terme d'un traitement approuvé par la FDA.

Qui peut participer ?

Chaque essai clinique comporte des règles d'admission, appelées critères d'éligibilité. Ces règles peuvent porter sur l'âge, le type et le stade du cancer, les antécédents de traitement ou l'état de santé général. Ces exigences permettent de s'assurer que les participants sont semblables sur certains points et que l'essai est aussi sûr que possible pour les participants.

Consentement éclairé

Les essais cliniques sont gérés par un groupe d'experts appelé équipe de recherche. L'équipe de recherche examine avec vous les détails de l'étude, y compris son objectif et les risques et avantages de votre participation. Toutes ces informations sont également fournies dans un formulaire de consentement éclairé. Lisez attentivement le formulaire et posez des questions avant de le signer. Prenez le temps d'en discuter avec votre famille, vos amis ou d'autres personnes de confiance. N'oubliez pas que vous pouvez quitter l'essai clinique et chercher un traitement en dehors de celui-ci à tout moment.

Lancez le sujet

N'attendez pas que votre équipe vous parle des essais cliniques. Lancez le sujet et renseignez-vous sur toutes les options de traitement. Si vous trouvez une étude à laquelle vous pourriez être éligible, demandez à votre équipe si vous remplissez les conditions requises. Si vous avez déjà commencé un traitement standard, il se peut que vous ne soyez pas éligible à certains essais cliniques. Essayez de ne pas vous décourager si vous ne pouvez pas y participer. De nouveaux essais cliniques sont disponibles régulièrement.

Questions fréquentes

Les essais cliniques font l'objet de nombreux mythes et idées reçues. De nombreuses personnes atteintes de cancer ne comprennent pas bien les avantages et les risques.

Trouver un essai clinique

Aux États-Unis

Centres de lutte contre le cancer du NCCN
NCCN.org/cancercenters

The National Cancer Institute (NCI)
cancer.gov/about-cancer/treatment/clinical-trials/search

Hors États-Unis

The U.S. National Library of Medicine (NLM)
clinicaltrials.gov/

Besoin d'aide pour trouver un essai clinique ?

Service d'information sur le cancer (CIS) du NCI
+1.800.4.CANCER (+1.800.422.6237)
cancer.gov/contact

Vais-je recevoir un placebo ?
Les placebos (versions inactives de vrais médicaments) ne sont presque jamais utilisés seuls dans les essais cliniques sur le cancer. Il est courant de recevoir soit un placebo avec un traitement standard, soit un nouveau médicament avec un traitement standard. Si un essai clinique comporte un placebo, vous en serez informé(e), verbalement et par écrit, avant votre participation.

Les essais cliniques sont-ils gratuits ?
La participation à un essai clinique est gratuite. Le promoteur de l'étude paie les coûts liés à la recherche, y compris le médicament à l'étude. Vous pouvez cependant avoir des coûts indirectement liés à l'essai, comme le coût du transport ou de la garde des enfants pour vous rendez à des consultations supplémentaires. Pendant l'essai, vous continuerez à recevoir les soins anticancéreux habituels. Ces soins sont facturés et souvent couverts par l'assurance maladie. Vous devez vous acquitter du ticket modérateur et de tous les coûts de ces soins qui ne sont pas couverts par votre assurance.

Examens de contrôle de la myélofibrose

Une fois le traitement instauré, vous devrez rencontrer votre équipe soignante régulièrement. Les experts du NCCN conseillent une consultation tous les 3 à 6 mois pour les myélofibroses à risque réduit sous observation. Vous devrez peut-être consulter plus fréquemment si vous recevez un traitement actif, tel que des inhibiteurs de JAK.

Consultations auprès de votre équipe soignante

Lors des consultations, on vous interrogera sur les symptômes nouveaux ou leur aggravation, ainsi que sur les nouveaux diagnostics. Vous devrez peut-être répondre à un questionnaire sur les symptômes, appelé MPN-10. Pour plus d'informations sur le traitement des symptômes, consultez le *chapitre 6 - Soins de soutien.*

Votre médecin examinera votre corps. Il vérifiera la taille de votre rate et de votre foie.

Il vous prescrira une prise de sang. Votre médecin surveillera le nombre de cellules sanguines ainsi que d'autres valeurs dans votre sang.

Vous effectuerez peut-être une biopsie et une ponction de la moelle osseuse si les symptômes s'aggravent ou s'il y a des signes de progression possible.

Réponse au traitement

Dans le domaine de la recherche, il existe des critères pour évaluer les résultats des médicaments. Sachez que votre traitement peut être efficace sans pour autant satisfaire à ces critères. Votre médecin évaluera les résultats du traitement principalement en fonction de l'amélioration des symptômes.

Changement de traitement

Votre traitement ne changera probablement pas si les symptômes s'améliorent et si votre numération sanguine est acceptable. Un changement de traitement peut être justifié si les symptômes ne sont pas ou pas suffisamment atténués, voire s'aggravent. De même, une aggravation de la numération sanguine ou des signes de progression peut entraîner un changement de traitement.

Les décisions thérapeutiques peuvent reposer sur des tests moléculaires, par exemple montrant de nouvelles mutations depuis les derniers tests effectués. Les séquençages de nouvelle génération (NGS) sur des échantillons de biopsie peuvent détecter des mutations à haut risque, telles que *ASXL1*, *EZH2*, et *RAS*. Ces mutations suggèrent que la myélofibrose est susceptible de progresser et qu'une greffe peut être nécessaire.

Si la myélofibrose s'aggrave, mais ne progresse pas, le traitement qui vous sera ensuite prescrit sera choisi d'après le niveau de risque actuel et les traitements antérieurs. Une nouvelle anémie peut être traitée par des médicaments qui améliorent le nombre de cellules sanguines.

Points clés

- La myélofibrose est un cancer du sang qui entraîne l'apparition de tissu cicatriciel dans la moelle osseuse (fibrose). La rapidité avec laquelle elle s'aggrave varie considérablement d'une personne à l'autre.
- La première étape de la planification du traitement consiste à évaluer le pronostic à l'aide d'un système de stratification du risque. Les recommandations du NCCN en matière de traitement sont basées sur deux niveaux de risque : réduit et accru.
- Si vous ne souffrez pas d'anémie, l'observation vigilante est une option face à la myélofibrose à risque réduit asymptomatique. Les symptômes et la myélofibrose à risque accru sont souvent traités avec un inhibiteur de JAK. Certaines personnes sont en assez bonne santé pour bénéficier d'une greffe de cellules hématopoïétiques (GCH) allogénique.
- Si vous souffrez d'anémie, le traitement pourra inclure un inhibiteur de JAK, un médicament qui augmente le nombre de globules rouges, ou les deux. Le traitement standard face à l'anémie symptomatique est une transfusion de globules rouges.
- Les phases avancées de la myélofibrose sont souvent traitées par chimiothérapie, dont l'intensité peut varier. La chimiothérapie peut être suivie d'une greffe allogénique chez certaines personnes.
- Pour les personnes atteintes de SMP, les experts du NCCN recommandent de participer à des essais cliniques. Un essai clinique teste de nouveaux moyens de lutter contre le cancer ou d'en réduire les symptômes. Demandez à votre équipe soignante s'il existe des essais cliniques qui vous conviennent.
- Vous verrez souvent votre équipe soignante après le diagnostic. Lors de ces consultations, l'état du cancer sera évalué ainsi que votre état de santé.

“

Le diagnostic initial et cette nouvelle réalité peuvent être très accablants, car on ne sait pas grand-chose sur les SMP. Bien que la myélofibrose soit très rare, il existe des ressources utiles provenant des centres de recherche et d'information sur les SMP, ainsi que des réseaux informels de patients qui permettent de partager nos questions, nos craintes, nos symptômes et nos traitements. Il est réconfortant de savoir que de nouvelles recherches et de nouveaux traitements potentiels voient le jour et qu'ils devraient contribuer à améliorer et à prolonger notre vie. ”

6
Soins de soutien

L'objectif des soins de soutien est de préserver ou d'améliorer votre qualité de vie. Ce chapitre aborde certains aspects du soutien dont les personnes atteintes de syndromes myéloprolifératifs (SMP) ont besoin.

Les soins de soutien sont très importants pour toutes les personnes atteintes d'un syndrome myéloprolifératif (SMP). Les personnes en fin de vie ne sont pas les seules à avoir besoin de soins palliatifs.

Les soins de soutien sont parfois appelés soins palliatifs, car le soulagement des symptômes est un objectif principal. Ceci étant dit, les soins de soutien répondent à de nombreux autres besoins. Vous pouvez bénéficier d'une aide nutritionnelle, d'une aide financière ou d'un soutien psychologique familial.

Informez votre équipe soignante de vos symptômes et de vos autres besoins afin d'obtenir les meilleurs soins de soutien. Il est possible que votre équipe soignante comporte un spécialiste des soins palliatifs. Ce spécialiste a reçu une formation spécifique pour vous apporter un soutien supplémentaire. Certains centres de lutte contre le cancer disposent de programmes de soins palliatifs.

Saignements

Les personnes atteintes de SMP présentent un risque accru de saignement. Appelés également hémorragies, les saignements sont souvent bénins et surviennent lorsque le nombre de plaquettes est élevé ou faible.

Les saignements sont plus fréquents dans la myélofibrose que dans la polyglobulie de Vaquez (PV) et la thrombocytémie essentielle (TE). Ils peuvent être graves, en particulier chez les personnes qui souffrent d'anémie ou qui ont peu de plaquettes.

Les saignements diffèrent d'une personne à l'autre. Certains ont facilement des bleus alors que d'autres saignent du nez. Les règles peuvent être plus abondantes que la normale. Des saignements peuvent se produire dans l'appareil digestif. Vous pouvez retrouver du sang dans vos urines.

« Veillez à ce que votre hématologue/spécialiste des SMP vous écoute et entende réellement ce que vous dites. Peu importe les symptômes. Vous êtes peut-être la première personne à présenter quelque chose d'inhabituel. Votre médecin est là pour vous. »

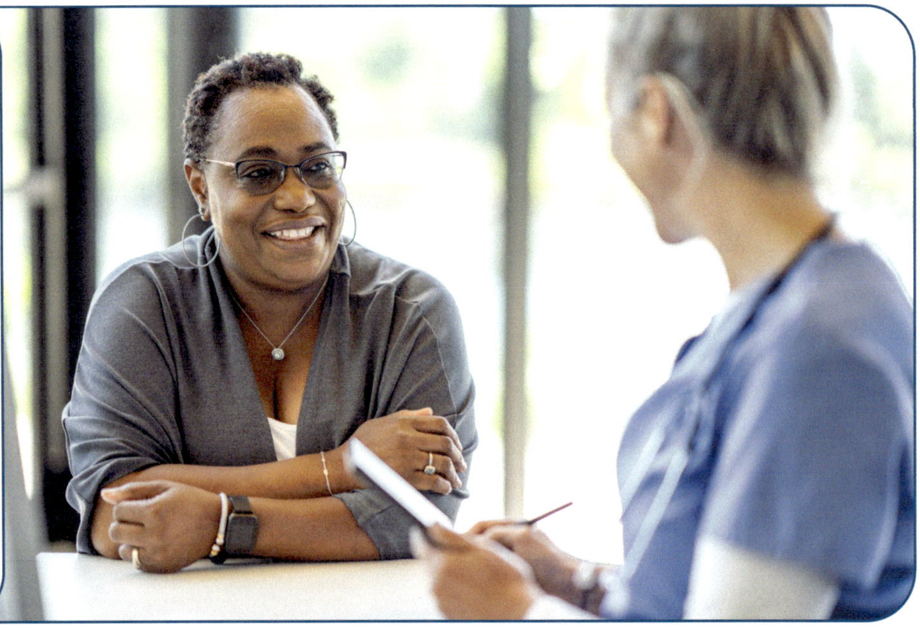

Demandez à votre équipe soignante quels types de saignements nécessitent une attention médicale immédiate.

Causes des saignements

Normalement, le saignement s'arrête lorsque des cellules appelées plaquettes rebouchent le vaisseau sanguin avec l'aide de facteurs de coagulation. De nombreux saignements peuvent survenir lorsque le sang ne coagule pas correctement.

Les causes des saignements dans la PV et la TE sont multiples :

- les plaquettes ne parviennent pas à fonctionner correctement ;
- le nombre de plaquettes peut être très élevé, ce qui peut diminuer un facteur de coagulation appelé facteur de von Willebrand ;
- la prévention des caillots sanguins à l'aide d'aspirine peut trop fluidifier le sang ;
- la prévention des caillots sanguins par un antiagrégant plaquettaire ou un traitement cytoréducteur peut réduire le nombre de cellules sanguines à des niveaux très bas ;
- le traitement des caillots sanguins par des anticoagulants peut ralentir trop fortement le temps de coagulation.

La cause des saignements est plus simple en cas de myélofibrose, puisqu'ils sont généralement dus à un faible nombre de plaquettes.

Saignements en cas de myélofibrose

Vous pouvez recevoir une transfusion de plaquettes pour prévenir les saignements si votre numération plaquettaire est inférieure à 10 000/mm^3. Les transfusions de plaquettes sont également utilisées pour le traitement des saignements. La plupart des globules blancs doivent être retirés du sang transfusé. Cela permet d'éviter que le sang n'attaque votre corps, tout en vous évitant d'être infecté(e) par le cytomégalovirus (CMV).

Parfois, les transfusions ne suffisent pas pour arrêter les saignements. Dans ce cas, des agents antifibrinolytiques peuvent être utilisés. Ces médicaments aident le sang à coaguler.

Saignements en cas de PV et de TE

Votre médecin identifiera et traitera toutes les causes de saignement. Des tests de coagulation peuvent être effectués pour évaluer la présence d'un syndrome de Willebrand acquis (SWA). Les taux de facteur de von Willebrand peuvent être faibles en raison d'un nombre élevé de plaquettes.

L'aspirine est interrompue jusqu'à ce que le nombre de plaquettes soit normal. Un traitement visant à réduire la numération plaquettaire peut être administré. Si vous présentez une TE, une thrombocytaphérèse peut être pratiquée en cas d'hémorragie grave, mais cela est rare.

Caillots sanguins

Vous pouvez présenter un caillot sanguin même si vous avez pris des mesures pour l'éviter. De nombreux caillots sanguins sont traités en toute sécurité par des anticoagulants. La coagulation est la transformation du sang liquide en gel semi-solide. Les anticoagulants agissent en ralentissant la coagulation du sang.

Anticoagulants

La recherche a montré que dans la population générale, les anticoagulants aident à traiter les caillots sanguins. Néanmoins, il n'existe que peu ou pas de recherches sur les anticoagulants chez les personnes atteintes d'un SMP. Aucune donnée ne permet de savoir si un anticoagulant est plus efficace qu'un autre. De même, on ignore pendant combien de temps exactement les anticoagulants sont nécessaires.

Votre médecin décidera de la durée de votre traitement par anticoagulant en fonction de la gravité du caillot sanguin. Les trois types d'anticoagulants les plus courants sont les suivants :

- **héparine de bas poids moléculaire (HBPM)** – ce médicament renforce l'effet d'un anticoagulant naturellement présent dans votre corps. Il est injecté dans la peau et cette injection peut être réalisée chez vous ;
- **anticoagulants oraux directs** – ces comprimés désactivent les protéines qui permettent au sang de coaguler. Ils comprennent l'apixaban (Eliquis), le bétrixaban (Bevyxxa), le dabigatran (Pradaxa), l'édoxaban (Lixiana) et le rivaroxaban (Xarelto) ;
- **anti-vitamine K** – parmi ces médicaments, la warfarine (Coumadin, Jantoven) est le plus souvent utilisée. Il s'agit d'un comprimé à prendre chez vous. La warfarine empêche le foie d'utiliser la vitamine K, nécessaire à la fabrication des protéines de coagulation. Lorsque vous prenez de la warfarine, des tests réguliers sont nécessaires pour mesurer la vitesse de votre coagulation sanguine.

Signes avant-coureurs des caillots sanguins

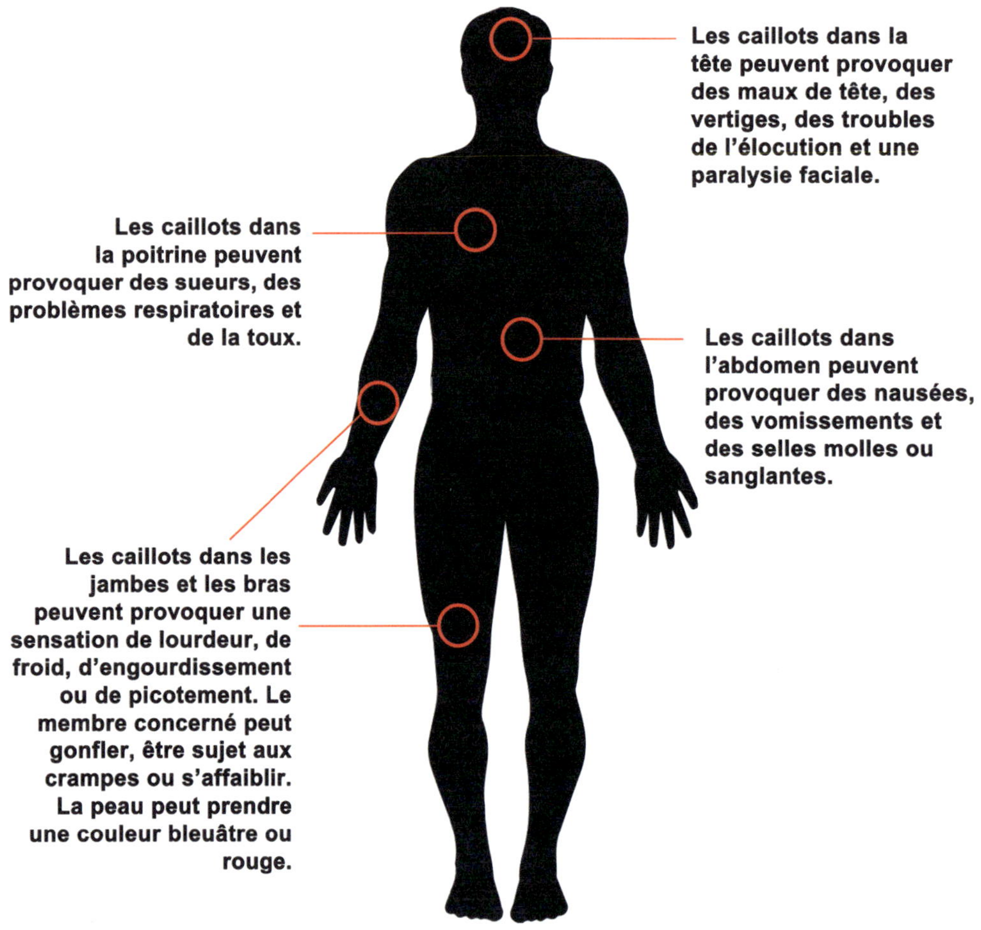

Les anticoagulants augmentent le risque de saignement. Ce risque est accru si vous prenez de l'aspirine ou un traitement qui réduit le nombre de plaquettes. Votre médecin pourra interrompre ces traitements tant que vous êtes sous anticoagulant. Les personnes présentant des facteurs de risque cardiovasculaire peuvent continuer à prendre de l'aspirine, mais cela peut évoluer en fonction de la situation.

Thrombocytaphérèse

En cas de caillot soudain engageant le pronostic vital, vous pouvez bénéficier d'une thrombocytaphérèse. Cet acte consiste à prélever votre sang et à en retirer les plaquettes. Votre sang appauvri en plaquettes est ensuite réinjecté dans votre corps.

La thrombocytaphérèse est rarement pratiquée, car elle ne diminue que légèrement le nombre de plaquettes et pendant une courte durée. Elle est utile dans la TE en cas d'hémorragie ou de caillots engageant le pronostic vital ou lorsque les patients ne répondent pas aux médicaments.

Douleurs osseuses

Votre médecin évaluera si le SMP provoque chez vous des douleurs osseuses. Cette évaluation est nécessaire, car le traitement des douleurs osseuses liées au SMP diffère du traitement des douleurs articulaires.

Dans une étude sur le SMP, le ruxolitinib a stabilisé les douleurs osseuses et musculaires. Chez certaines personnes, la loratadine et les anti-inflammatoires non stéroïdiens (AINS) peuvent apporter un soulagement. Une radiothérapie à faible dose peut également soulager à court terme les douleurs osseuses.

Maux de tête et acouphènes

Si vous commencez à avoir des maux de tête, il est possible que vous ayez un caillot sanguin. De même, les sons produits par votre corps que les autres n'entendent pas (acouphènes), tels que des bourdonnements aigus, peuvent être le symptôme d'un caillot sanguin. Prévenez votre médecin si vous présentez ces symptômes.

Les maux de tête ainsi que d'autres symptômes vasculaires peuvent être soulagés par l'aspirine à faible dose. Si les symptômes persistent, la prise d'aspirine deux fois par jour ou d'un antiagrégant plaquettaire (clopidogrel) peut donner de meilleurs résultats. L'aspirine peut être associée à un antiagrégant plaquettaire. La prise d'un AINS en même temps que l'aspirine doit se faire avec prudence et sur avis de votre médecin. Si vous prenez de l'aspirine quotidiennement, dites-le toujours à aux praticiens que vous consultez en urgence.

Il existe plusieurs alternatives à l'aspirine. Les maux de tête chez les personnes atteintes de PV peuvent être soulagés par la phlébotomie ou le ruxolitinib. Pour tous les SMP, le traitement cytoréducteur réduit les maux de tête et autres symptômes vasculaires. Les migraines peuvent être évitées et traitées par des triptans ou du topiramate.

Démangeaisons

Les démangeaisons (prurit) sont un problème courant chez les personnes atteintes de SMP. Elles peuvent être intenses et nuire à la vie des patients.

La première approche pour soulager les démangeaisons consiste à prendre soin de votre peau sensible. Il s'agit notamment d'écourter les douches, d'utiliser un savon doux et d'hydrater la peau. Les antihistaminiques (cétirizine, diphénhydramine) et les corticoïdes topiques peuvent également être utiles.

Si nécessaire, l'étape suivante pour soulager les démangeaisons sera établie en fonction des avantages et des inconvénients des traitements. Le ruxolitinib soulage les démangeaisons. Les premières recherches sur les inhibiteurs sélectifs de la recapture de la sérotonine (ISRS) et les ultraviolets B à bande étroite sont prometteuses.

D'autres médicaments peuvent être essayés, notamment le peginterféron alfa-2a, la gabapentine, l'aprépitant et les immunosuppresseurs, tels que la ciclosporine, le méthotrexate, l'azathioprine, le mycophénolate mofétil ou le dupilumab.

Infections

Vous pouvez être sujet(te) à des infections en raison de la myélofibrose ou de son traitement. Demandez à votre médecin quels vaccins sont sans danger pour vous. Il peut vous prescrire le vaccin recombinant (inactivé) contre le zona si vous prenez un inhibiteur de JAK.

Si vous avez souvent des infections, votre médecin pourra vous prescrire des antibiotiques à titre préventif. À la place des antibiotiques, vous pouvez recevoir un facteur de stimulation des colonies de granulocytes (G-CSF) ou un facteur de stimulation des colonies de granulocytes et de macrophages (GM-CSF) si votre taux de neutrophiles est faible. Ces médicaments doivent être utilisés avec prudence car, bien que cela soit rare, la rate hypertrophiée peut se rompre.

Syndrome de lyse tumorale

Le syndrome de lyse tumorale (SLT) survient lorsque les déchets libérés par les cellules mortes ne sont pas rapidement évacués de l'organisme. Ces déchets peuvent provoquer des lésions rénales et considérablement perturber les électrolytes sanguins. Le SLT peut engager le pronostic vital.

La chimiothérapie d'induction peut provoquer un SLT. La chimiothérapie d'induction est un traitement de la myélofibrose avancée ou de la leucémie aiguë myéloblastique (LAM). Ce traitement tue de nombreuses cellules cancéreuses et produit beaucoup de déchets en peu de temps.

Le SLT peut être évité en buvant beaucoup de liquides pendant la chimiothérapie. En effet, les liquides peuvent aider à éliminer les déchets cellulaires. Il est également possible de réduire le taux d'acide urique avec de l'allopurinol ou de la rasburicase. La rasburicase peut être administrée comme traitement initial si votre taux d'acide urique est élevé ou si vos reins sont touchés.

Surcharge en fer

La surcharge en fer (hémochromatose) désigne un excès de fer dans l'organisme. Elle peut survenir si vous avez reçu de nombreuses transfusions de globules rouges. Les chélateurs du fer sont un type de médicament qui élimine le fer excédentaire de l'organisme. Ils sont parfois une option face aux myélofibroses à risque réduit. Votre médecin pourra vous prescrire des chélateurs du fer si vous avez reçu plus de 20 transfusions ou si votre taux de ferritine est supérieur à 2 500 ng/ml.

Directives en matière de soins de soutien

La bibliothèque des NCCN Guidelines for Patients contient plusieurs ouvrages sur les soins de soutien. Ces ouvrages portent sur le traitement des effets physiques et émotionnels communs à de nombreux cancers. L'un d'entre eux traite de l'hygiène de vie et contient des recommandations en matière d'exercice physique, d'alimentation, de compléments alimentaires et de vaccins.

Directives en matière de soins de soutien

Détresse psychologique

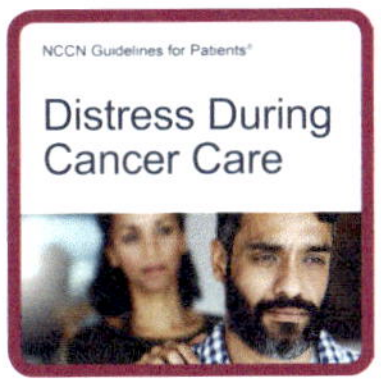

Toutes les personnes atteintes d'un cancer ressentent un jour ou l'autre une certaine détresse. Les sentiments d'inquiétude, de tristesse, d'impuissance ou de colère sont tout à fait normaux. Néanmoins, cette détresse peut devenir grave et nuire à votre qualité de vie.

Fatigue

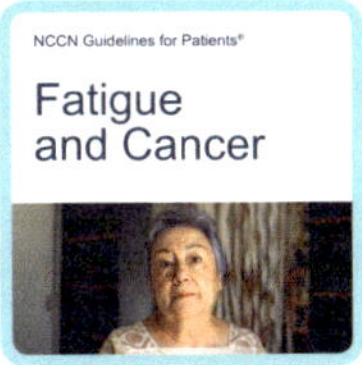

La fatigue liée au cancer n'est pas la fatigue typique à la fin d'une longue journée. Il s'agit d'un manque d'énergie intense, qui ne s'améliore pas avec un repos ou un sommeil normal et qui perturbe la vie.

Soins palliatifs

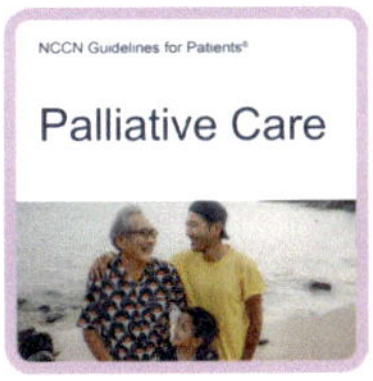

Les soins palliatifs sont une approche des soins de santé pour les personnes atteintes de maladies graves, y compris le cancer. Ils visent à soulager les symptômes et le stress liés au cancer.

Nausées et vomissements

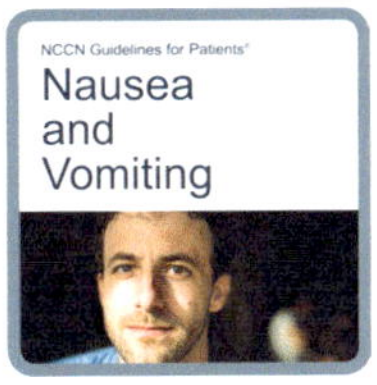

La chimiothérapie peut provoquer des nausées et des vomissements. La nausée correspond à une envie de vomir. Vomir, c'est rejeter le contenu de l'estomac par la bouche et via des spasmes.

Réaction du greffon contre l'hôte

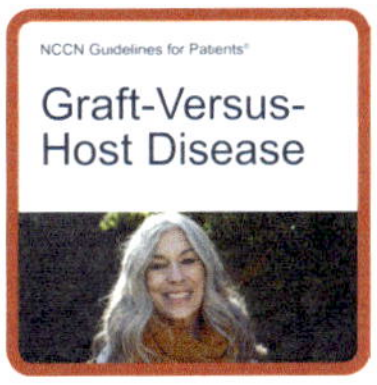

La réaction du greffon contre l'hôte est un effet indésirable des greffes allogéniques de cellules hématopoïétiques. Cet effet indésirable survient quand les cellules du donneur attaquent vos cellules saines.

Effets tardifs et à long terme

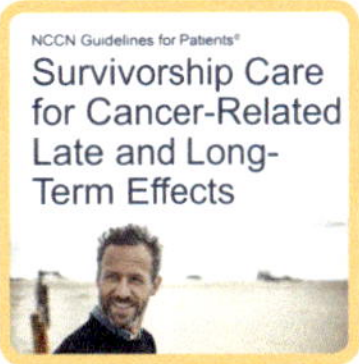

Le cancer et son traitement peuvent avoir des effets à long terme et tardifs. Les effets à long terme commencent pendant le traitement et persistent après la fin du traitement. Plus rarement, les effets se manifestent longtemps après la fin du traitement. Les effets tardifs et à long terme comprennent les maladies cardiaques, la fatigue, les troubles du sommeil, la douleur et la dépression.

Mode de vie sain

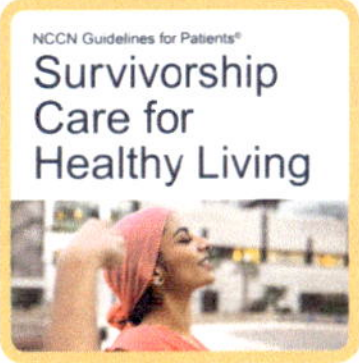

Il est important d'adopter ou de conserver une bonne hygiène de vie. Un mode de vie sain peut contribuer à prévenir les maladies et à améliorer le bien-être. Les thèmes abordés comprennent l'activité physique, l'alimentation et les vaccinations.

La bibliothèque complète des NCCN Guidelines for Patients est disponible sur NCCN.org/patientguidelines

Points clés

- Les soins de soutien sont des soins de santé qui améliorent la qualité de vie. Ils permettent de soulager les symptômes et de répondre à d'autres besoins.
- Les saignements sont plus fréquents dans la myélofibrose que dans la PV et la TE. Les traitements possibles varient selon les types de SMP afin de cibler la cause du saignement.
- Les caillots sanguins sont au cœur du traitement de la PV et de la TE, mais ils concernent également les personnes atteintes de myélofibrose. Ils sont traités avec des anticoagulants et des antiagrégants plaquettaires.
- Les douleurs osseuses, les maux de tête, les acouphènes et les démangeaisons sont présents dans tous les SMP et nuisent considérablement à la qualité de vie. Des recherches supplémentaires sont nécessaires pour trouver le meilleur traitement face à ces symptômes chez les personnes atteintes de SMP.
- Les personnes atteintes de myélofibrose peuvent présenter des infections fréquentes, un syndrome de lyse tumorale et des niveaux de fer élevés. Les vaccins sont parfois la meilleure défense contre les infections. Il est parfois possible de prévenir le syndrome de lyse tumorale en buvant de manière à éliminer les déchets cellulaires. Les chélateurs du fer sont un traitement face aux taux de fer élevés.
- La bibliothèque des NCCN Guidelines for Patients contient des ouvrages sur les soins de soutien. Ces ouvrages se concentrent sur les effets courants du cancer et de son traitement, tels que la détresse psychologique, la fatigue, les nausées, les vomissements et les troubles du sommeil.

“

Vivre avec un diagnostic de SMP, cela peut être difficile. Cette maladie ne vous définit pas, mais elle modifie votre quotidien. Il faut comprendre et gérer les symptômes physiques, tels que la fatigue et la douleur, ainsi que l'impact émotionnel lié à la maladie chronique. ”

7
Choix des traitements

Il est primordial que vous soyez à l'aise avec le traitement choisi. Cette décision implique une conversation franche et honnête avec votre équipe soignante.

Le choix vous appartient

Dans le cadre d'une prise de décision partagée, vous échangez des informations avec votre équipe soignante, vous discutez des options et vous convenez d'un plan de traitement. Cela commence par une conversation franche et honnête avec votre équipe.

Les décisions relatives au traitement sont très personnelles. Ce qui est important pour vous ne l'est pas forcément pour quelqu'un d'autre. Certains éléments peuvent être déterminants lors de votre prise de décision :

- ce que vous voulez et en quoi cela peut différer de ce que les autres veulent ;
- vos croyances religieuses et spirituelles ;
- vos sentiments à l'égard de certains traitements ;
- vos sentiments concernant la douleur ou les effets indésirables ;
- le coût du traitement, les trajets pour se rendre dans les centres de lutte contre le cancer et l'absentéisme ;
- la qualité et la durée de vie ;
- votre degré d'activité et les activités qui sont importantes pour vous.

Réfléchissez à ce que vous attendez du traitement. Discutez ouvertement des risques et des avantages de certains traitements et certains actes. Évaluez les options et faites part de vos inquiétudes à votre équipe soignante. Si vous prenez le temps d'établir une relation de confiance avec votre équipe, vous vous sentirez soutenu(e) au moment d'examiner les options et de choisir le traitement.

Deuxième avis

Il est normal de vouloir commencer le traitement le plus tôt possible. Même s'il ne faut pas ignorer le cancer, vous avez le temps de demander à un autre spécialiste d'examiner les résultats de vos examens et analyses et de vous proposer un plan de traitement. Il s'agit d'obtenir un deuxième avis, et c'est une démarche normale dans la prise en charge du cancer. Même les spécialistes demandent un deuxième avis !

Comment vous préparer au mieux ?

- Vérifiez auprès de votre mutuelle quelles sont ses règles en matière de deuxième avis. Il est possible que certains frais soient à votre charge pour consulter des médecins qui ne font pas partie de votre régime d'assurance.
- Faites en sorte que des copies de tous vos dossiers soient envoyées au médecin que vous consulterez pour un deuxième avis.

Groupes de soutien

De nombreuses personnes ayant reçu un diagnostic de cancer trouvent que les groupes de soutien sont utiles. Dans les groupes de soutien, on trouve souvent des personnes à différents stades du traitement. Certaines personnes viennent d'être diagnostiquées, d'autres ont terminé leur traitement. Si votre hôpital ou votre communauté ne propose pas de groupes de soutien pour les personnes atteintes d'un cancer, consultez les sites Internet indiqués dans cet ouvrage.

Questions à poser

Vous trouverez dans les pages qui suivent une liste de questions à poser à votre équipe soignante. N'hésitez pas à utiliser ces questions ou à formuler les vôtres.

Questions sur les tests de dépistage du cancer

1. Quels sont les examens et analyses que je dois passer ? Que se passe-t-il si je dois subir une biopsie ?
2. Ces analyses présentent-elles des risques ?
3. Dois-je faire quelque chose pour me préparer ?
4. Dois-je venir accompagné(e) aux rendez-vous ?
5. Où dois-je me rendre pour réaliser ces examens et combien de temps cela prendra-t-il ?
6. Si l'un de ces examens est douloureux, que ferez-vous pour me soulager ?
7. Dans combien de temps connaîtrai-je les résultats et qui me les expliquera ?
8. Puis-je avoir une copie du compte rendu d'anatomopathologie et des autres résultats ?
9. Existe-t-il un portail en ligne réunissant mes résultats ?

Questions sur le SMP

1. De quel type de SMP suis-je atteint(e) ?
2. S'agit-il d'un SMP à croissance rapide ou lente ?
3. Quelles sont les complications possibles du SMP ?
4. Comment trouver un spécialiste du SMP ?
5. Quels sont les objectifs du traitement ?
6. Quels sont les risques que le SMP se transforme en myélofibrose ou en leucémie ?
7. Quels sont les symptômes et les signes d'évolution du SMP ?

Questions sur les traitements possibles

1. Quelles sont mes options thérapeutiques ?
2. Que se passera-t-il si je ne fais rien ?
3. Suggérez-vous d'autres options que celles recommandées par le NCCN ? Si oui, pourquoi ?
4. Comment mon âge, mon sexe, mon état de santé général et d'autres facteurs influencent-ils mes options ?
5. Que se passera-t-il si je suis enceinte ou si je prévois de l'être ?
6. Y a-t-il un traitement qui permet d'éliminer ou maîtriser le cancer à long terme ?
7. Comment obtenir un deuxième avis ?
8. Combien de temps ai-je pour décider du traitement, et y a-t-il un travailleur social ou quelqu'un qui peut m'aider à prendre une décision ?
9. Quelles sont mes options si le SMP progresse ?

Questions sur les essais cliniques

1. Me recommandez-vous d'envisager un essai clinique pour le traitement ?
2. Comment puis-je trouver des essais cliniques auxquels je peux participer ?
3. Quel médicament est utilisé dans l'essai clinique et sera-t-il administré à tout le monde ?
4. Le médicament à l'étude a-t-il été utilisé face à d'autres types de cancer ?
5. Quels sont les risques et les avantages de ce médicament ?
6. Quels sont les effets indésirables auxquels je dois m'attendre et comment seront-ils pris en charge ?
7. Pendant combien de temps vais-je participer à cet essai clinique ?
8. Pourrai-je recevoir un autre traitement si celui-ci ne fonctionne pas ?
9. Comment saurez-vous que le traitement est efficace ?
10. L'essai clinique me coûtera-t-il quelque chose ?

Questions sur ce à quoi s'attendre

1. Cet hôpital ou ce centre de lutte contre le cancer propose-t-il le meilleur traitement pour moi ?
2. Ai-je le choix de la date de début du traitement ?
3. Quelle est la durée du traitement ?
4. Comment le traitement recommandé risque-t-il d'interagir avec les autres médicaments que je prends ?
5. Qui dois-je appeler si j'ai des inquiétudes ou des questions concernant mon traitement après l'avoir commencé ?
6. À qui dois-je m'adresser pour poser des questions ou faire part de mes inquiétudes si le cabinet est fermé ?
7. Comment saurez-vous que le traitement est efficace ?
8. Quels sont les risques d'aggravation du cancer ?
9. Quels sont les soins de suivi nécessaires après le traitement ?

Questions sur les effets indésirables

1. Quels sont les complications et les effets indésirables possibles du traitement ?
2. Le cancer lui-même provoque-t-il des effets indésirables ?
3. Quels sont les effets indésirables les plus fréquents et combien de temps durent-ils ?
4. Quels sont les effets indésirables graves ou potentiellement mortels ?
5. Existe-t-il des effets indésirables permanents ou à long terme ?
6. Quels symptômes dois-je signaler immédiatement et qui dois-je contacter ?
7. Que puis-je faire pour prévenir ou soulager les effets indésirables de ce traitement ?
8. Certains médicaments aggravent-ils les effets indésirables ?
9. Certains effets indésirables s'atténuent-ils ou s'aggravent-ils avec le temps ?
10. Comptez-vous arrêter le traitement ou le modifier en cas d'effets indésirables graves ?

Questions sur les ressources et le soutien

1. À qui puis-je m'adresser pour obtenir de l'aide en matière de logement, de nourriture et d'autres besoins fondamentaux ?

2. Quelles sont les aides disponibles en matière de transport, de garde d'enfants et d'aide à domicile ?

3. Qui peut me renseigner sur les possibilités d'assurance maladie qui s'offrent à moi et m'aider à demander une mutuelle ?

4. Combien devrai-je débourser pour ce traitement ? Quelle est la part prise en charge par mon assurance pour ce traitement ?

5. Qui peut m'aider à gérer ma situation professionnelle ou scolaire ?

6. Comment puis-je entrer en contact avec d'autres personnes et mettre en place un système de soutien ?

7. À qui puis-je m'adresser si je ne me sens pas en sécurité chez moi, au travail ou dans mon quartier ?

Ressources

Fondation AnCan
ancan.org

Be The Match
BeTheMatch.org/one-on-one

CancerCare
cancercare.org

Imerman Angels
imermanangels.org

MPN Cancer Connection
mpncancerconnection.org

MPN Research Foundation
mpnrf.org

National Coalition for Cancer Survivorship
canceradvocacy.org

The Leukemia & Lymphoma Society (LLS)
LLS.org/PatientSupport

Triage Cancer
triagecancer.org

Votre opinion nous intéresse !

Notre objectif est de fournir des informations utiles et faciles à comprendre sur le cancer.

Répondez à notre enquête pour nous indiquer nos points forts et ce que nous pourrions améliorer.

NCCN.org/patients/feedback

Mots clés

acide urique
Substance chimique présente dans la plupart des cellules.

acouphène
Sons produits par le corps que les autres n'entendent pas, tels que des bourdonnements aigus.

agent stimulant l'érythropoïèse
Médicament aidant la moelle osseuse à produire davantage de globules rouges.

AINS
Anti-inflammatoire non stéroïdien

analyse des biomarqueurs
Analyse de laboratoire portant sur une molécule présente dans votre corps pour évaluer votre santé.

Anatomopathologiste
Médecin spécialisé dans l'analyse des cellules et des tissus pour dépister des maladies.

anémie
Faible taux de globules rouges sains qui ne parviennent pas à fournir suffisamment d'oxygène aux tissus.

antécédents médicaux
Compte rendu de tout ce qui est arrivé dans votre santé et des médicaments que vous avez pris.

anticoagulant
Traitement qui ralentit la coagulation du sang.

antigène leucocytaire humain (HLA)
Protéines spéciales à la surface des cellules qui aident l'organisme à distinguer ses propres cellules des cellules étrangères.

artère
Vaisseau sanguin qui transporte le sang du cœur vers le reste de l'organisme.

asthénie
Sensation de fatigue extrême, même avec un sommeil suffisant, qui limite la capacité d'une personne à fonctionner.

BCR-ABL1
Gène anormal qui caractérise la leucémie myéloïde chronique.

bilan métabolique complet
Permet d'analyser jusqu'à 14 substances chimiques dans votre sang.

biopsie de la moelle osseuse
Prélèvement d'un petit fragment d'os solide et de moelle osseuse pour les soumettre à un test de dépistage d'une maladie.

blaste
Forme précoce d'une cellule sanguine incapable de fonctionner comme une cellule sanguine mature.

caillot sanguin
Amas de sang visqueux. Également appelé thrombus.

caryotype
Méthode utilisant un microscope pour examiner les chromosomes d'une cellule.

cellule souche hématopoïétique
Cellule à partir de laquelle tous les autres types de cellules sanguines sont fabriqués. Également appelée cellule souche sanguine.

chromosome
Structure longue et enroulée à l'intérieur des cellules, qui contient des instructions codées pour le comportement cellulaire.

CMV
Cytomégalovirus

cytogénétique
Étude des chromosomes au microscope.

cytokine
Protéine qui renforce ou active le système immunitaire.

diabète
Maladie qui provoque un taux élevé de sucre dans le sang (glycémie).

diagnostic
Identification d'une maladie sur la base d'examens.

différentiel
Mesure des différents types de globules blancs dans un échantillon de sang.

DIPSS
Dynamic International Prognostic Scoring System (système international dynamique de notation du pronostic)

embole
Caillot de sang qui n'est pas attaché et qui se déplace dans la circulation sanguine.

érythropoïétine (EPO)
Hormone fabriquée par les reins.

essai clinique
Recherche sur un test ou un traitement pour évaluer son innocuité ou son efficacité.

examen physique
Examen du corps par un spécialiste de la santé afin de déceler les signes de maladies.

fer
Minéral nécessaire à la fabrication de nouveaux globules rouges.

fibrose
Formation de tissu cicatriciel au niveau des fibres.

frottis périphérique
Étude d'une goutte de sang au microscope.

frottis sanguin
Test consistant à examiner une goutte de sang au microscope pour évaluer les caractéristiques des cellules sanguines.

G-CSF
facteur de stimulation des colonies de granulocytes

gène
Ensemble d'instructions codées à l'intérieur des cellules, qui contrôlent le comportement de ces dernières.

GM-CSF
facteur de stimulation des colonies de granulocytes et de macrophages

granulocyte
Type de globule blanc.

greffe de cellules hématopoïétiques (GCH) allogénique
Traitement du cancer qui consiste à remplacer les cellules souches sanguines par des cellules souches d'un donneur, qui produiront une nouvelle moelle osseuse saine.

HBPM
héparine de bas poids moléculaire

hématocrite
Pourcentage de globules rouges dans le sang.

hématologue
Médecin spécialisé dans les maladies du sang.

hémoglobine
Protéine contenue dans les globules rouges qui transporte l'oxygène.

hémogramme
Analyse du nombre de cellules sanguines dans un prélèvement.

hémorragie
Perte de sang à l'intérieur ou à l'extérieur du corps. On parle également de saignement.

hybridation in situ en fluorescence (FISH)
Analyse de laboratoire qui utilise des colorations spéciales pour détecter des changements anormaux dans les gènes et les chromosomes d'une cellule.

hypercellularité
Nombre élevé de cellules.

hypertension
Tension artérielle élevée.

IPSET-thrombosis
Score pronostique international dans le cadre de la thrombose.

ISRS
Inhibiteur sélectif de la recapture de la sérotonine

lactate déshydrogénase (LDH)
Protéine qui contribue à la production d'énergie dans les cellules.

leucémie aiguë myéloblastique (LAM)
Cancer du sang des jeunes globules blancs appelés myéloblastes.

leucémie myéloïde chronique (LMC)
Cancer du sang qui entraîne la formation d'un trop grand nombre de globules blancs appelés granulocytes.

leucocyte
Type de globule blanc.

maladie thromboembolique veineuse (MTEV)
Caillot de sang qui s'est formé dans une veine profonde et qui peut maintenant se coincer dans une artère pulmonaire.

mégacaryocyte
Cellule de la moelle osseuse qui fabrique les plaquettes sanguines.

MIPPS
Mutation-Enhanced International Prognostic Score System (système de notation pronostique international amélioré par les mutations).

moelle osseuse
Matière molle et spongieuse à l'intérieur des os, où sont fabriquées la plupart des cellules sanguines.

MPN-SAF TSS
MPN Symptom Assessment Form Total Symptom Score (formulaire d'évaluation des symptômes du SMP)

mutation
Ensemble anormal d'instructions codées dans les cellules (gène).

myélofibrose post-PV
Polyglobulie de Vaquez avancée associée à du tissu cicatriciel dans la moelle osseuse.

myélofibrose post-TE
Thrombocytémie essentielle avancée associée à du tissu cicatriciel dans la moelle osseuse.

myélofibrose primitive (MFP)
Tissus cicatriciels dans la moelle osseuse non dus à d'autres problèmes de moelle osseuse.

MYSEC-PM
Myelofibrosis Secondary to PV and ET-Prognostic Model (myélofibrose secondaire à la PV et à la TE - Modèle pronostique)

NGS
Séquençage de nouvelle génération.

NOS
Not otherwise specified (sans autre précision)

paresthésie
Sensation de brûlure ou de picotements dans le corps.

phlébotomie
Prélèvement de sang.

plaquette
Type de cellule sanguine qui aide à contrôler les saignements. Également appelée thrombocyte.

polyglobulie de Vaquez (PV)
Cancer des cellules hématopoïétiques qui provoque un excès de globules rouges.

ponction de moelle osseuse
Prélèvement d'une petite quantité de moelle osseuse liquide pour la soumettre à un test de dépistage d'une maladie.

pré-MFP
Myélofibrose primitive préfibrotique.

progression
Aggravation d'un cancer.

pronostic
Évolution et issue probable d'une maladie d'après des examens.

prurit
Démangeaison de la peau.

rate
Petit organe situé à gauche de l'estomac et faisant partie du système immunitaire.

réaction du greffon contre l'hôte (GVH)
Attaque des cellules normales par les cellules souches sanguines d'un donneur.

réaction en chaîne par polymérase avec transcriptase inverse (RT-PCR)
Analyse de laboratoire qui détecte un marqueur de cancer même s'il n'est présent que dans quelques cellules.

satiété
Sensation de ne plus avoir faim après avoir mangé.

SM-AHN
mastocytose systémique avec néoplasme hématologique associé.

SMD
syndromes myélodysplasiques

soins de soutien
Traitement des symptômes ou des problèmes de santé causés par le cancer ou le traitement du cancer.

splénomégalie
Rate anormalement grosse (hypertrophiée).

stratification du risque
Évaluation de la probabilité d'un événement sur la base de prédicteurs éprouvés.

symptôme constitutionnel
Trouble physique qui est un effet général d'une maladie.

syndrome de lyse tumorale (SLT)
État de santé causé par la mort rapide de nombreuses cellules cancéreuses.

syndrome de Willebrand (SW)
Trouble sanguin qui empêche le sang de coaguler.

syndrome myéloprolifératif (SMP)
Cancer des cellules hématopoïétiques qui provoque un excès de cellules sanguines ou la formation de tissu cicatriciel dans la moelle osseuse.

test de coagulation
Test portant sur les protéines qui provoquent la coagulation du sang.

test moléculaire
Analyse de laboratoire portant sur un gène anormal à l'intérieur des cellules.

tests de la fonction hépatique
Tests qui mesurent les substances chimiques fabriquées ou traitées par le foie.

thrombocytaphérèse
Acte médical qui consiste à prélever du sang, à enlever les plaquettes, puis à réinjecter le sang modifié dans l'organisme.

thrombocytémie essentielle (TE)
Cancer des cellules souches sanguines qui produisent trop de plaquettes. Également appelée thrombocytose essentielle.

thrombose
Obstruction de la circulation sanguine dans les vaisseaux, sous l'effet d'un caillot sanguin.

traitement cytoréducteur
Traitement qui réduit le nombre de cellules sanguines.

veine
Vaisseau sanguin qui ramène le sang vers le cœur.

Contributeurs du NCCN

Ce guide à destination des patients est basé sur les NCCN Clinical Practice Guidelines in Oncology (NCCN Guidelines®) pour les syndromes myéloprolifératifs, version 1.2024. Il a été adapté, révisé et publié avec l'aide des personnes suivantes :

Dorothy A. Shead, MS
Senior Director
Patient Information Operations

Laura J. Hanisch, PsyD
Patient Information Program Manager

Tim Rinehart
Medical Writer

Susan Kidney
Senior Graphic Design Specialist

Les NCCN Clinical Practice Guidelines in Oncology (NCCN Guidelines®) pour les syndromes myéloprolifératifs, version 1.2024, ont été élaborées par les membres du groupe d'experts du NCCN suivants :

Aaron T. Gerds, MD, MS/Président
Case Comprehensive Cancer Center/University Hospitals Seidman Cancer Center and Cleveland Clinic Taussig Cancer Institute

Jason Gotlib, MD, MS/Vice-président
Stanford Cancer Institute

Peter Abdelmessieh, DO, MSc
Fox Chase Cancer Center

Haris Ali, MD
City of Hope National Medical Center

Mariana Castells, MD, PhD
Membre auxiliaire
Dana-Farber/Brigham and Women's Cancer Center

Andrew Dunbar, MD
Memorial Sloan Kettering Cancer Center

Tracy I. George, MD
Huntsman Cancer Institute at the University of Utah

Steven Green, MD
Roswell Park Comprehensive Cancer Center

Krishna Gundabolu, MBBS
Fred & Pamela Buffett Cancer Center

Elizabeth Hexner, MD, MS
Abramson Cancer Center at the University of Pennsylvania

Tania Jain, MBBS
The Sidney Kimmel Comprehensive Cancer Center at Johns Hopkins

Catriona Jamieson, MD, PhD
UC San Diego Moores Cancer Center

Paul R. Kaesberg, MD
UC Davis Comprehensive Cancer Center

Andrew T. Kuykendall, MD
Moffitt Cancer Center

Yazan Madanat, MD
UT Southwestern Simmons Comprehensive Cancer Center

Naveen Manchanda, MD
Indiana University Melvin and Bren Simon Comprehensive Cancer Center

Lucia Masarova, MD
The University of Texas MD Anderson Cancer Center

Jori May, MD
O'Neal Comprehensive Cancer Center at UAB

Brandon McMahon, MD
University of Colorado Cancer Center

Sanjay R. Mohan, MD, MSCI
Vanderbilt-Ingram Cancer Center

Kalyan V. Nadiminti, MD
University of Wisconsin Carbone Cancer Center

Stephen Oh, MD, PhD
Siteman Cancer Center at Barnes-Jewish Hospital and Washington University School of Medicine

Jeanne Palmer
Mayo Clinic Comprehensive Cancer Center

*Anand A. Patel, MD
The UChicago Medicine Comprehensive Cancer Center

Nikolai Podoltsev, MD, PhD
Yale Cancer Center/Smilow Cancer Hospital

*Lindsay Rein, MD
Duke Cancer Institute

*Ruth Fein Revell
Patient Advocate

Rachel Salit, MD
Fred Hutchinson Cancer Center

Moshe Talpaz, MD
University of Michigan Rogel Cancer Center

Martha Wadleigh, MD
Dana-Farber/Brigham and Women's Cancer Center

Sarah Wall, MD, MPH
The Ohio State University Comprehensive Cancer Center - James Cancer Hospital and Solove Research Institute

Personnel du NCCN

Mary Anne Bergman
Guidelines Coordinator

Cindy Hochstetler, PhD
Oncology Scientist/Medical Writer

* A révisé ce guide patient. Pour les déclarations d'intérêt, rendez-vous sur NCCN.org/disclosures.

Centres de lutte contre le cancer du NCCN

Abramson Cancer Center
at the University of Pennsylvania
Philadelphie, Pennsylvanie
+1 800.789.7366 • pennmedicine.org/cancer

Case Comprehensive Cancer Center/
University Hospitals Seidman Cancer Center and
Cleveland Clinic Taussig Cancer Institute
Cleveland, Ohio
UH Seidman Cancer Center
+1 800.641.2422 • uhhospitals.org/services/cancer-services
CC Taussig Cancer Institute
+1 866.223.8100 • my.clevelandclinic.org/departments/cancer
Case CCC
+1 216.844.8797 • case.edu/cancer

City of Hope National Medical Center
Duarte, Californie
+1 800.826.4673 • cityofhope.org

Dana-Farber/Brigham and Women's Cancer Center | Mass General Cancer Center
Boston, Massachusetts
+1 877.442.3324 • youhaveus.org
+1 617.726.5130 - massgeneral.org/cancer-center

Duke Cancer Institute
Durham, Caroline du Nord
+1 888.275.3853 • dukecancerinstitute.org

Fox Chase Cancer Center
Philadelphie, Pennsylvanie
+1 888.369.2427 • foxchase.org

Fred & Pamela Buffett Cancer Center
Omaha, Nebraska
+1 402.559.5600 • unmc.edu/cancercenter

Fred Hutchinson Cancer Center
Seattle, Washington
+1 206.667.5000 • fredhutch.org

Huntsman Cancer Institute at the University of Utah
Salt Lake City, Utah
+1 800.824.2073 • healthcare.utah.edu/huntsmancancerinstitute

Indiana University Melvin and Bren Simon
Comprehensive Cancer Center
Indianapolis, Indiana
+1 888.600.4822 • www.cancer.iu.edu

Mayo Clinic Comprehensive Cancer Center
Phoenix/Scottsdale, Arizona
Jacksonville, Floride
Rochester, Minnesota
+1 480.301.8000 • Arizona
+1 904.953.0853 • Floride
+1 507.538.3270 • Minnesota
mayoclinic.org/cancercenter

Memorial Sloan Kettering Cancer Center
New York, New York
+1 800.525.2225 • mskcc.org

Moffitt Cancer Center
Tampa, Floride
+1 888.663.3488 • moffitt.org

O'Neal Comprehensive Cancer Center at UAB
Birmingham, Alabama
+1 800.822.0933 • uab.edu/onealcancercenter

Robert H. Lurie Comprehensive Cancer Center
of Northwestern University
Chicago, Illinois
+1 866.587.4322 • cancer.northwestern.edu

Roswell Park Comprehensive Cancer Center
Buffalo, New York
+1 877.275.7724 • roswellpark.org

Siteman Cancer Center at Barnes-Jewish Hospital
and Washington University School of Medicine
St. Louis, Missouri
+1 800.600.3606 • siteman.wustl.edu

St. Jude Children's Research Hospital/
The University of Tennessee Health Science Center
Memphis, Tennessee
+1 866.278.5833 • stjude.org
+1 901.448.5500 • uthsc.edu

Stanford Cancer Institute
Stanford, Californie
+1 877.668.7535 • cancer.stanford.edu

The Ohio State University Comprehensive Cancer Center - James Cancer Hospital and Solove Research Institute
Columbus, Ohio
+1 800.293.5066 • cancer.osu.edu

The Sidney Kimmel Comprehensive
Cancer Center at Johns Hopkins
Baltimore, Maryland
+1 410.955.8964
www.hopkinskimmelcancercenter.org

The UChicago Medicine Comprehensive Cancer Center
Chicago, Illinois
+1 773.702.1000 - uchicagomedicine.org/cancer

The University of Texas MD Anderson Cancer Center
Houston, Texas
+1 844.269.5922 • mdanderson.org

UC Davis Comprehensive Cancer Center
Sacramento, Californie
+1 916.734.5959 • +1 800.770.9261
health.ucdavis.edu/cancer

UC San Diego Moores Cancer Center
La Jolla, Californie
+1 858.822.6100 • cancer.ucsd.edu

UCLA Jonsson Comprehensive Cancer Center
Los Angeles, Californie
+1 310.825.5268 • uclahealth.org/cancer

UCSF Helen Diller Family
Comprehensive Cancer Center
San Francisco, Californie
+1 800.689.8273 • cancer.ucsf.edu

University of Colorado Cancer Center
Aurora, Colorado
+1 720.848.0300 • coloradocancercenter.org

University of Michigan Rogel Cancer Center
Ann Arbor, Michigan
+1 800.865.1125 • rogelcancercenter.org

University of Wisconsin Carbone Cancer Center
Madison, Wisconsin
+1 608.265.1700 • uwhealth.org/cancer

UT Southwestern Simmons
Comprehensive Cancer Center
Dallas, Texas
+1 214.648.3111 • utsouthwestern.edu/simmons

Vanderbilt-Ingram Cancer Center
Nashville, Tennessee
+1 877.936.8422 • vicc.org

Yale Cancer Center/Smilow Cancer Hospital
New Haven, Connecticut
+1 855.4.SMILOW • yalecancercenter.org

partagez votre expérience.

Répondez à notre enquête et contribuez à améliorer les NCCN Guidelines for Patients pour tout le monde !

NCCN.org/patients/comments

Notes

Index

Made in the USA
Monee, IL
05 November 2026

67383555R00048